AF281498

Der Weg – Fit und gesund bis ins hohe Alter

ROSEMARIE RIEGER-ORTLOFF

Der Weg –
Fit und gesund
bis ins hohe Alter

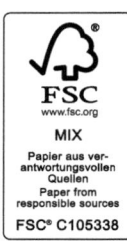

Bibliografische Information der Deutschen Nationalbibliothek:
Die Deutsche Nationalbibliothek verzeichnet diese Publikation
in der Deutschen Nationalbibliografie; detaillierte bibliografische
Daten sind im Internet über dnb.dnb.de abrufbar.

© 2023 Rosemarie Rieger-Ortloff
Satz, Umschlaggestaltung, Herstellung und Verlag:
BoD – Books on Demand, Norderstedt
ISBN: 978-3-7578-3582-8

Inhalt

Vorwort 9

Gesundheit 13

Vitaminmangel, Mineralstoffmangel 17

Ernährung 19

Eiweiß 25

Säure-Basen-Gleichgewicht 27

Brottrunk 29

Darmgesundheit 31

Übergewicht 35

Entgiftung/Entschlackung/Heilfasten 41

Hygiene 47

Erkältung 51

Schmerzen 53

Kopfschmerzen 57

Rückengesundheit 59

Herzgesundheit/hoher Blutdruck 63

Schlaganfall 65

Venenprobleme 67

Tinnitus 69

Depressionen 71

Demenz/Alzheimer 73

Spontanheilung 75

Schlaf 77

Medikamentencocktail 83

Homöopathie	85
Bewegung	87
Beckenboden	91
Autogenes Training	93
Reflexzonenmassage	95
Akupunktur – Akupressur	97
Gedächtnistraining	99
Psyche	101
Hypnose	103
Mentales Training	105
Meditation	109
Waldbaden	113
Atmen	117
Allergien	119
Notfallvorsorge	121
Stress	125
Pflegebedürftig	127
Wohnung	129
Haustiere	133
Nachbarschaft	135
Altersheim/Pflegeheim	139
Sicherheit	141
Sauna/Dampfbad	145
Ruhestand	147
Hobby	149
Zeit	151

Urlaub   155

Kosmetik und Körperpflege   157

Wohltuendes an heißen Tagen   159

Sex im Alter   161

Musizieren – Singen   163

Selbstständigkeit   165

Familie   167

Partnerschaft   169

Zwischenmenschliche Beziehungen   171

Liebe   175

Freunde   177

Schenken   179

Finanzen   181

Bauchhirn   183

Angst   185

Ärger   187

Dankbarkeit   189

Entscheidungen   191

Veränderungen   195

Sinn des Lebens   199

Lebensfreude   201

Glück   203

Gedanken   207

Zufriedenheit, Zuversicht   211

Mond   213

Register   215

Vorwort

Ich habe dieses Buch geschrieben, um mit Ihnen, meine Leser*innen, das Wissen und die Erfahrung zu teilen, die ich im Laufe meines Lebens in meinen Berufen und durch eigenes Erleben gesammelt und erfahren habe.

Mein Credo war immer, sich selbst helfen, selbst befreien und so viel wie möglich selbst erarbeiten.

Viele Menschen, mit denen ich von Berufs wegen zu tun hatte, haben mich animiert, meine Erfahrungen und mein Wissen an ein größeres Publikum weiterzugeben.

Das Buch soll Ihnen Anregungen und Hilfestellung bieten, um wieder ins Gleichgewicht und in innere Harmonie zu kommen, um ein gesundes, zufriedenes, glückliches, selbstbestimmtes Leben führen zu können.

»Tu deinem Leib etwas Gutes, damit deine Seele Lust hat, darin zu wohnen.«
Theresa von Aguilar

Wie wahr diese Aussage ist, zeigt sich in vielerlei Hinsicht.

Gesundes Essen und Trinken, Arbeit, Bewegung, Ruhe, alles sollte sich im Gleichgewicht befinden, was leider in unserer schnelllebigen Zeit meist aus den Fugen geraten ist.

Gesundheit und Wohlbefinden sind ein hohes Gut!

Jeder will bis ins hohe Alter gesund und fit bleiben, doch leider wird zu oft vergessen, dass dieser Wunsch nicht ohne Bereitschaft und Disziplin zu erreichen ist.

Gesunde Lebensführung ist eine Grundvoraussetzung für ein gesundes Leben im Einklang mit der Natur, sowohl physisch als auch psychisch.

Kein Lebewesen, keine Pflanze überlebt unbeschadet, wenn die richtige Pflege, die richtige Nahrung und die richtige Flüssigkeitszufuhr fehlen.

Auch ich meinte in jungen Jahren, ich könnte so manches auf den Kopf stellen, oft habe ich meinen Körper überfordert, das ging auch eine ganze Zeit lang gut, bis die Natur ihren Tribut zollte.

Die Einstellung, *man lebt nur einmal*, ist zwar richtig, hat aber nichts mit einem zufriedenen, gesunden, selbstbestimmten Leben zu tun.

Uns Menschen standen noch nie so viel Wissen und so viele Möglichkeiten zur Verfügung. Noch nie waren die Bedingungen für ein gesundes, langes Leben so gut wie heute; allerdings gibt es auch die andere

Seite; Genussmittel, Suchtmittel und Überfluss, sowie Stress, Lärmbelästigung, schlechte Luft, und ungünstige Arbeitsbedingungen, chemische Stoffe; alles dies belastet das Entgiftungssystem unseres Körpers.

Nach meiner Erfahrung kann jeder Mensch in jedem Alter seine Lebenssituation verbessern.

Jeder Mensch kann gesund bleiben oder zu seiner Gesundheit zurückfinden, wenn er seinem Körper, seiner Seele, seinem Herzen das gibt, was sie benötigen, außer gesunde Nahrung und Pflege, nämlich die Zuwendung, Selbstachtung und Liebe.

Krankheiten können auch durch Unzufriedenheit, Neid, Vernachlässigung, Liebesentzug, Versagensängste, Lebensängste, schlechte Gewohnheiten, Überbelastung im Beruf und in der Freizeit, zu viel oder zu wenig Nahrung sowie Suchtgifte entstehen; der Körper gerät aus seiner Balance.

Als Kind hatte ich oft über Tage 40° Fieber, aus Mangel von Mutterliebe.

Es ist jedoch egal, wie man sich gerade fühlt: Es gibt kein zu früh und kein zu spät, um etwas zu ändern. Auch ich habe vieles geändert.

Kein Buch kann jedoch alle gesundheitlichen Probleme beantworten.

Auch ich bin jedoch nur ein Steinchen im Getriebe des Lebens; ich bin allerdings auch jemand, der Krankheit und Zerfall nicht einfach als gegeben hinnehmen möchte, ich sehe das Alter in Gesundheit und Zufriedenheit auch als Geschenk.

Gesundheit

Meiner Meinung nach kann jeder Mensch bis ins hohe Alter gesund bleiben!

Die allgemeine Einstellung zur Gesundheit ist heute immer noch aufgrund falscher oder mangelnder Information oder Einsicht vorwiegend passiv.

Gesundheit beginnt im Kopf!

Die Lebensweise, die Handlungen, das Verhalten, die Gedanken, die Einstellung zum Leben und zur Arbeit, all dies beeinflusst sowohl im Positiven wie im Negativen unsere Psyche und unsere Physe.

Ein im Gleichgewicht befindliches Immunsystem ist in der Lage, Viren, Bakterien und Pilze abzuwehren, um den Organismus gesund zu erhalten.

Das Immunsystem ist nicht nur für die Abwehr von außen verantwortlich, es übernimmt auch die Kontrolle der Vorgänge in unserem Organismus.

Das Immunsystem erkennt auch manche schädliche Stoffe, wie zum Beispiel Gifte, und macht sie unschädlich, es schreitet ein, wenn Zellen entarten, sie werden vernichtet, ebenso krankes und abgestorbenes Gewebe.

Ein stabiles Immunsystem ist der Arzt in unserem Körper. Ohne intaktes Immunsystem gibt es keine Heilung und keine Gesundung.

Viele Krankheiten und Siechtum wären vermeidbar, wenn man schon in jungen Jahren so leben würde, dass das Immunsystem aktiv und im Gleichgewicht bliebe.

Viele Krankheiten, die uns heute heimsuchen, haben im Grunde mit einem geschwächten Immunsystem zu tun. Meist gehen wir sehr nachlässig mit unserem Immunsystem um.

Sebastian Kneipp hat schon vor mehr als 100 Jahren erkannt, wie wichtig Abhärtung ist und dass man durch Wärme- und Kältetherapie das Immunsystem stärken kann.

Die Abwehrkräfte lassen sich auch durch Bewegung an der frischen Luft, gesunde Ernährung, Ausscheidungshygiene und eine gute Einstellung zum Leben, zur Arbeit sowie durch eine gute Familien- und Partner-Kultur positiv beeinflussen.

Wenn wir dem Körper ausreichend Schlaf, Ruhe und Entspannung gönnen, unterstützen wir ebenfalls unser Immunsystem.

Auch positive Gedanken haben einen günstigen Einfluss auf das Immunsystem und damit auf die Selbstheilungskräfte des Körpers.

Die Chinesen wussten schon vor über 5000 Jahren, dass Angst Magenschmerzen und Durchfall auslösen können.

Freude haben sie dem Herzen zugeschrieben.
Trauer und Kummer der Lunge.
Das Grübeln beeinflusst die Milz negativ.
Angst und Furcht schädigen die Nerven.

Wenn bei allem, was man tut, Freude dabei ist, kann kein Frust oder Stress aufkommen, da Frust und Stress ebenfalls krank machen.
Immer wieder hört man, es läge an zu wenig Geld, um wieder gesund und fit zu werden oder zu bleiben.

Auch mit weniger Geld kann man sich gesund und fit erhalten.

In Maßen essen schont das Portemonnaie, Gymnastik, Atemübungen, Bewegung an frischer Luft gibt es kostenlos, durch Wechselduschen braucht man nicht mehr Wasser, eine Bürste für Bürstmassagen kostet nicht die Welt und Sonnenlicht gibt es auch umsonst. Fuß- und Armbäder bringen den Kreislauf wieder in Schwung.

Worte von Boerhaave: *»Den Kopf halt kühl, die Füße warm und stopfe nicht voll den Darm!«*
Je einfacher Regeln sind, desto leichter setzt man sich leider gerne darüber hinweg!

Vitaminmangel, Mineralstoffmangel

Vitaminmangel, Mineralstoffmangel: Wie geht das zusammen bei unserem vielfältigen Nahrungsangebot?

Man weiß, dass Vitamine und Mineralstoffe unverzichtbar für unseren Stoffwechsel sind, sie sorgen sowohl für stabile Nerven und ein stabiles Immunsystem, sie sind am gesamten Schutz der Zellen und der Organe beteiligt.

Wir brauchen zwar wenig davon, doch regelmäßig. Der Körper kann die meisten nicht selbst produzieren, deshalb ist eine ausgewogene Ernährung – wie im Kapitel Ernährung beschrieben – wichtig. Wer zu wenig Vitamine und Mineralstoffe zu sich nimmt, leidet unter Leistungsabfall, Müdigkeit, Nervosität, trockener Haut und trockener Schleimhaut, Haarausfall und vielem mehr.

Die konventionelle Agrarwirtschaft, die immer mehr Erträge aus den Böden gewinnen will, führt dazu, dass Kohlenhydrate in den Agrarprodukten zunehmen, jedoch nicht Vitamine und Mineralstoffe.

Auch unsere moderne Ernährungsweise führt oft zu Vitamin- und Mineralstoffmangel, da zwischenzeitlich viele Fertigprodukte verzehrt werden, die meist nur noch wenig Vitamine und Mineralstoffe enthalten.

So lange auch zu üppig und zu fett- und zu zucker-haltig gegessen wird, nützen allerdings auch die Vitamine und Mineralstoffe nichts, um die Gesundheit zu erhalten.

Durch lange Transportwege, lange Lagerung, verlie-ren die Lebensmittel zusätzlich an Vitaminen und Mineralstoffen.

In den Medien kann man zwar immer wieder le-sen, dass es bei uns so gut wie keinen Vitamin- oder Mineralstoffmangel gibt und es daher auch nicht not-wendig wäre, Vitamine und Mineralstoffe zusätzlich einzunehmen.

Verschwiegen wird, dass dies nur bei einer gesunden, abwechslungsreichen, unbelasteten Kost möglich ist.

Wer Bedenken hat, dass er mit Vitaminen oder Mi-neralstoffen unterversorgt ist, kann das bei seinem Arzt überprüfen lassen.

Ernährung

Aus Erfahrung weiß ich, dass die Lebensweise und die Ernährung einen sehr großen Einfluss auf das Altern haben.

»Die Kost, die dem Schmied bekommt, zerreißt den Schneider!«

Grundsätzlich benötigen wir mehr Informationen über die angebotenen Lebensmittel.

In den Bio-Läden wird man meist gut über die Qualität der Lebensmittel informiert.

Es gibt auch die Möglichkeit, die Lebensmittel auszupendeln.

Sie werden jetzt denken: so ein Hokuspokus, aber was spricht dagegen, es einmal auszuprobieren.

Dafür gibt es entsprechende Pendel. Durch ein Pendel kann man erfahren, ob das Lebensmittel auch gut für einen ist.

Als ich zum ersten Mal mit der Pendelmethode konfrontiert wurde, war ich sehr skeptisch, doch meine Neugier war groß und so probierte ich die Pendelmethode an Lebensmittel aus, von denen ich wusste, dass ich sie nicht vertrage, und siehe da, das Pendel zeigte sie mir als solche an, seit dieser Zeit pendle ich meine Lebensmittel mit Erfolg aus.

Wer in geringen Mengen Fleisch, Fisch, Eier und Milchprodukte zu sich nimmt, ist schon auf einem guten Weg zu einer gesunden Ernährung; wenn zusätzlich noch Obst und Gemüse, Salate, Nüsse und Samen sowie Kräuter, wertvolle Öle, Hülsenfrüchte, Kartoffeln verzehrt werden, kann man von einer ausgewogenen gesunden Ernährung sprechen, laut der verschiedenen Ernährungswissenschaftler.

Unser Stoffwechsel benötigt nicht nur Vitamine, Mineralstoffe, sondern auch sekundäre Pflanzenstoffe, Faserstoffe, Aromastoffe; ohne diese Stoffe kann unser Stoffwechsel nicht funktionieren.

Nehmen wir minderwertige oder einseitige Nahrung zu uns, holt der Körper diese wichtigen Stoffe aus den Depots, wie zum Beispiel Knochen, Haut, Zähnen und dem Haarboden, daher müssen unsere Speicher gut mit Spurenelementen gefüllt sein, damit wir gesund bleiben.

Mit Schüßlersalzen oder Globuli können wir so manches Defizit ausgleichend behandeln.

Ein ernährungsbedingter Mangel an Spurenelementen kann jedoch nicht mit Schüßlersalzen ausgeglichen werden.

Mineralstoffmangel ist weiter verbreitet als Vitaminmangel.

Viele ältere Menschen sind unterversorgt mit Spurenelementen wie zum Beispiel Calcium, Kalium, Magnesium, Zink und anderen.

Mit zunehmendem Alter nimmt zwar der Energiebedarf ab, nicht aber der Bedarf an Vitaminen, Mineralstoffen und Spurenelementen.

Wer unsicher ist, ob er sich bedarfsgerecht ernährt, kann sich an die Deutsche Gesellschaft für Ernährung wenden.

Gesunde Ernährung wird daher im Alter immer wichtiger; auch weil im Alter der Stoffwechsel oft nicht mehr so reibungslos funktioniert wie in der Jugend. Was in jungen Jahren noch kein Problem bereitete, kann im Alter zum Verlust der Gesundheit führen.

Leider ist vielen nicht bewusst, dass unsere Ernährung einen großen Einfluss auf unsere Gesundheit hat, oder sie wollen es schlichtweg nicht wahrhaben bzw. es wird einfach ignoriert.

Manche sparen bei ihrer Ernährung. Für Luxusgüter und sonstige Artikel wird dagegen oft viel Geld ausgegeben.

Unser Verdauungssystem kann man mit einem Automotor vergleichen, jeder weiß, was passiert, wenn der falsche Sprit in den Tank gefüllt wird.

Gerade Männer sind oft schwer davon zu überzeugen, dass unser Augenmerk auf gesunde Lebensmittel gelegt werden muss.

Hippokrates sagte schon vor 460 v. Chr.: *»Eure Lebensmittel sollen eure Heilmittel sein.«*

Bio-Lebensmittel sind mit das Beste für eine gesunde und verantwortungsvolle Ernährung; selbst gezogenes jedoch noch wertvoller.

Gut, manche werden sagen: »Bio kann ich mir nicht leisten.« Das lasse ich nicht gelten! Wenn man sieht, was beim Einkaufen im Supermarkt in den Einkaufswagen landet, vieles taugt nicht für eine gesunde Ernährung. Ich kann nur raten, probieren Sie es einmal aus, in einem Bio-Laden einzukaufen, dort werden Sie nicht von allerlei Schnäppchen und Sonstigem abgelenkt, dort können Sie sich wirklich auf Ihren Einkauf konzentrieren; Sie kaufen dann nur das, was Sie auch wirklich benötigen.

Wenn wir wissen, wie Lebensmittel auf unseren Körper wirken, werden wir, so hoffe ich, Ernährungsfehler so weit wie möglich vermeiden.

Auch Getränke haben einen großen Einfluss auf unsere Gesundheit und unser Wohlbefinden. Wasser hilft wasserlösliche Vitamine aufzunehmen und zu lösen, Wasser versorgt die Zellen mit wichtigen Stoffen. Der Körper besteht aus ca. 70 % Wasser, wer wenig trinkt, schadet seinem Körper. Auch wenn man keinen Durst verspürt, darf auf das Trinken von Wasser, verdünnten Obstsäften oder Kräutertees nicht verzichtet werden.

Ältere Menschen neigen dazu, wenig zu trinken.

Trinken kann man lernen, trinken ist im Winter genauso wichtig wie im Sommer. Die Schleimhäute trocknen im Winter durch die Heizungsluft genauso aus wie im Sommer bei großer Hitze.

Die Schleimhäute müssen feucht gehalten werden, da sie eine wichtige Rolle bei der Abwehr von Krankheitserregern spielen, auch das Funktionieren des Kreislaufes hängt von einer ausreichenden Flüssigkeitszufuhr ab.

Wer Schwierigkeiten hat, ausreichend zu trinken, kann seinen Flüssigkeitsbedarf auch durch Obst, Gemüse, Suppen oder Brühen eindecken.

Ihr Urin ist hellgelb, wenn Sie genug Flüssigkeit zu sich genommen haben.

Wer seine Lebensmittel in guter Atmosphäre, im Sitzen, stressfrei, ohne Hektik, zu sich nimmt, fühlt sich besser und genährter.

Ein liebevoll gedeckter Tisch ist genauso wichtig wie das richtige und ausreichende Kauen der Nahrung, nämlich ca. 30-mal pro Bissen.

Wer seine Nahrung nur so hinunterschlingt, womöglich noch im Gehen, ernährt sich nicht, sondern füllt nur seinen Magen und schadet über den Darm seiner Gesundheit.

Die Verdauung beginnt im Mund, dort werden die Speisen mit Verdauungssäften angereichert und für den Magen aufbereitet. Das Zuviel an Nahrungsaufnahme regelt sich meist durch das ausgiebige Kauen von selbst, denn dadurch tritt eine raschere Sättigung ein.

Das Verhältnis zwischen pflanzlicher und tierischer Nahrung sollte so um die 85 % aus pflanzlicher Nahrung und 15 % aus tierischer Nahrung bestehen.

Vieles, was als Lebensmittel bezeichnet wird, sind keine Mittel zum Leben, sie ernähren den Körper nicht wirklich.

Eine gesunde Ernährung wirkt sich auch positiv auf unsere Seele und unseren Geist aus; das wusste auch schon Hildegard von Bingen.

All unsere Lebensmittel sollten frisch sein, denn durch lange Lagerung gehen viele wichtige Inhaltsstoffe verloren, deshalb sind regionale Produkte den Produkten mit langen Transportwegen vorzuziehen; damit will ich jedoch nicht sagen, dass abgelaufene Lebensmittel in jedem Fall zu entsorgen sind, das hängt vom jeweiligen Lebensmittel und der Beschaffenheit ab.

Gerade im Zeitalter von Fast Food, Tiefkühlkost, Mikrowelle sowie Zucker- und Fettüberschuss wird es immer wichtiger, beim Einkauf zu den wirklich gesunden Lebensmitteln zu greifen.

Eiweiß

Eiweiß ist gewiss ein wichtiger Baustein für den Körper.

In den Industrieländern besteht das Problem, dass eher zu viel an Eiweiß aufgenommen wird als zu wenig.

Zu viel an Eiweiß ist genauso gefährlich wie zu wenig.

Das Thema Eiweiß hat schon zu manchen Diskussionen geführt, wie viel Eiweiß dem Körper zuträglich ist.

Es wird hin und her argumentiert. Sie werden jetzt fragen, ob meine Aussagen nicht auch noch zur Verunsicherung beitragen. Das ist Ihr gutes Recht! Ich meine, das sollten Sie selbst herausfinden, wie viel Eiweiß Ihnen guttut.

Ich persönlich kann abends keine eiweißreiche Nahrung zu mir nehmen, enthält die Nahrung zu viel Eiweiß, kann ich nicht schlafen.

Eiweiß gehört zu den am schwersten zu verdauenden Nährstoffen.

Eiweiß belastet unser Verdauungssystem enorm. Das Zuviel an Eiweiß, das wir mit unserer Nahrung zu uns nehmen, kann nicht vollständig ausgeschieden werden, es sammelt sich als giftiges Abfallprodukt im Bindegewebe und in den Knorpelschichten an, was zu einer Übersäuerung führt, hält die Übersäuerung zu lange an, greift der Körper seine Phosphorreserven in den Knochen, Knorpelschichten und Zähnen an, um die Säure im Blut zu neutralisieren, dadurch entstehen, auf lange Sicht, Osteoporose und Zahnprobleme, in der Endphase kommt es zu einer Azidose.

Wer sich morgens trotz ausreichend Schlaf schlapp fühlt, leidet vielleicht an einer Übersäuerung durch zu viel Eiweiß. Eine Übersäuerung bremst den Energiestoffwechsel.

Basische Mineralstoffe neutralisieren.

Säure-Basen-Gleichgewicht

Das Säure-Basen-Gleichgewicht ist eine Grundvoraussetzung für eine gute Gesundheit.

Der Körper produziert permanent Säuren durch die Umwandlung von Zucker und Fett in Energie.

Basen müssen dem Körper durch eine basische Ernährung zugeführt werden, um einen Ausgleich zu erzielen.

Zucker, Fleisch, Kaffee, Tee, Alkohol, Nikotin bilden zu viel Säure in unserem Körper.

Der Körper wird durch diese Stoffe laufend übersäuert. Überschüssige Säure wird im Bindegewebe und in der Knorpelschicht gelagert.

Eine Übersäuerung ist für viele gesundheitliche Probleme verantwortlich.

Wie schon im Kapitel Eiweiß beschrieben, greift der Körper, durch eine über lange Zeit anhaltende Übersäuerung, seine Phosphorreserven in den Knochen und Zähnen an, um die Säure im Blut zu neutralisieren, dadurch können im Laufe der Zeit Osteoporose und Zahnprobleme entstehen, in der Endphase kommt es zu einer Azidose.

Um bei der Ernährung den richtigen Säure-Basen-Ausgleich zu erzielen, ist auf das Gleichgewicht zwischen säurebildenden und basischen Lebensmitteln zu achten.

Laut den Ernährungswissenschaften sollte die Nahrung aus 15–20 % säurebildenden Lebensmitteln und 80–85 % basischen Lebensmitteln bestehen.

Säurebindende, basische Lebensmittel sind: Obst, Gemüse und Kartoffeln. Besonders wertvoll ist milchsauer vergorenes Gemüse, dazu zählt auch Sauerkraut.

Um den Säureanteil im Körper zu bestimmen, können Sie in der Apotheke Teststreifen erwerben.

Brottrunk

Brottrunk ist eine alkohollose Gärung von einge-weichtem Brot. Durch die Milchsäurebakterien wirkt Brottrunk positiv auf die Haut, das Blut und den Darm.

Brottrunk enthält wertvolle Vitamine, Mineralstoffe und Aminosäuren sowie Enzyme, Spurenelemente und Milchsäurebakterien.

Laut der Wissenschaft soll Brottrunk das Immunsystem stärken, auch Neurodermitis, Schuppenflechte und Verdauungsstörungen können mit Brottrunk behandelt werden.

Wie schon erwähnt, wird Brottrunk nach einem speziellen Verfahren hergestellt.

Das zugrunde liegende Brot besteht aus Roggen, Weizen und Hafer, alles biologisch, dies wird mit einem Sauerteig versetzt.

Das Brot wird zerkleinert und in einem Gärkessel unter Sauerstoff-Ausschluss angesetzt, die Gärung dauert mehrere Wochen.

Brottrunk beteiligt sich an der Bildung von zahlreichen Vitaminen, wie Vitamin B1, Vitamin B2, Vitamin B6 und Vitamin B12.

Brottrunk kann auch äußerlich auf der Haut und der Schleimhaut angewandt werden. Brottrunk hilft den natürlichen Säureschutzmantel zu bilden und zu erhalten.

Darmgesundheit

Der Verdauungsapparat: *»die Wurzel der Pflanze Mensch«.*

Der Darm spielt in puncto Gesundheit eine große Rolle, er leistet über die Verdauung hinaus sehr vieles.

Wie heißt es so treffend: *»Die Gesundheit bzw. Krankheit sitzt im Darm!«* Dies ist auch nicht weiter verwunderlich. Der Darm wird mit dem, was wir essen und trinken, oft stark belastet. Da der Darm unmittelbar mit unserer Nahrungsaufnahme in Verbindung steht, ist er so manchen schädlichen Stoffen ausgesetzt, wie zum Beispiel Giften, Suchtstoffen und dergleichen, sowie zu viel an Nahrung und der falschen Nahrung.

Steht eine knifflige Entscheidung an, kann unser Körper mit Bauchschmerzen und Darmkrämpfen, Durchfall oder Verstopfung reagieren. Diese Symptome zeigen eine Störung der Darmflora an; diese Symptome dürfen nicht auf die leichte Schulter genommen werden.

Bei Verstopfung ist der Darm nicht in der Lage, die verdaute Nahrung auszuscheiden, sie verbleibt zu lange im Darm. Die schädlichen Stoffe gelangen ins Blut, die Verdauungsreste lagern sich im Darm ab und zersetzen sich, was ebenfalls zu Bauchkrämpfen und Blähungen führen kann.

Im trägen Darm entstehen Zersetzungsgifte, die Schlafstörungen, Rückenschmerzen, Kopfschmerzen, Herzbeschwerden, Gefäßkrämpfe, Schwindelgefühl, Migräne, Neuralgien, Gelenkerkrankungen auslösen können.

Leider greifen viele Menschen bei Verstopfung zu schnell zu Abführmitteln, die das Ganze auf die Dauer noch verschlimmern. Die Abführmittel reizen den Darm und machen ihn noch träger.

Ein Glas lauwarmes Wasser am Morgen vor dem Frühstück kann schon viel Gutes bewirken, auch geschroteter Leinsamen oder Flohsamen, eingeweichte trockene Feigen oder Pflaumen, aber auch Müsli mit Obst helfen dem Darm bei der Ausscheidung.

Ein regelmäßiger Stuhlgang ist die Grundvoraussetzung für einen gesunden Körper.

Bei Durchfall wird der Verdauungsbrei zu schnell ausgeschieden und somit bleibt dem Darm nicht genug Zeit, um Vitamine, Spurenelemente und Mineralien aufzunehmen, was zu einem Mangel dieser überaus wichtigen Stoffe führen kann.

Bei hartnäckigen Darmproblemen ist der Gang zum Arzt ratsam.

Bitterstoffe – wie Magenbitter, Bittersegen und dergleichen – gibt es auch ohne Alkohol, sie können bei Darmproblemen hilfreich sein. Kurkuma ist ein Gewürz, das auch eine positive Wirkung auf den Darm hat, Kurkuma macht den Darm widerstandsfähiger gegen aggressive Stoffe und Krankheitserreger, Anis, Fenchel, Kümmel helfen bei Blähungen und Völlegefühl, Pfefferminze entspannt, Ingwer erwärmt den Bauch.

Bei einer geschädigten Darmflora, wie zum Beispiel nach Antibiotikaeinnahme, reicht es leider nicht, die oben genannten Maßnahmen zu ergreifen, um die Darmflora wieder ins Gleichgewicht zu bringen, hier ist der Gang zum Arzt erforderlich.

Zur Darmsanierung werden Bifidobakterien und Lactobazillen benötigt. Bifidobakterien sind unter anderem wichtig zur Vorbeugung von Durchfall, sie können auch Unverträglichkeiten gegenüber Milchzucker (Laktoseintoleranz) verbessern, sie wirken besonders gut bei Reizdarm-Syndrom und aktivieren auch die Immunzellen.

Der Darm braucht ausgewogene, gesunde, abwechslungsreiche Kost, mit vielen Ballaststoffen, Obst, Gemüse, Vollkornprodukten, auch ausreichende Trinkmengen sind für eine Darmgesundheit wichtig: Wasser, Tee, Gemüsebrühe, mit Wasser verdünnte Obstsäfte, jedoch ohne Zuckerzusatz.

Das viele Sitzen macht den Darm träge, Bewegung, Atem- und Entspannungsübungen tragen zu einem gesunden Darm bei.

Das ausreichende Zerkauen der Nahrung ist für einen gesunden Darm ebenfalls wichtig.

Denn im Mund beginnt bereits die Verdauung der Speisen. Das Hinunterschlingen der Nahrung ist bereits der erste Verdauungsfehler.

Übergewicht

Viele Frauen und Männer, ja sogar schon viele Kinder sind übergewichtig.

Übergewicht birgt viele Risiken.

Ernährung, Gesundheit und Konstitution hängen eng zusammen.

Ungesundes Essen verkraftet der Körper in jungen Jahren fast ohne Probleme, im Alter jedoch macht sich die jahrelange Fehlernährung durch die unterschiedlichsten körperlichen Beschwerden bemerkbar.
Übergewichtige leiden oft unter Bluthochdruck, Arterienverkalkung, Angina pectoris, Schlaganfall, Magenbeschwerden, Gallenblasenproblemen, Gicht usw.

Nicht nur der Körper leidet unter dem Übergewicht, auch die Psyche leidet darunter.

Menschen mit Übergewicht behaupten allerdings oft, dass sie sich mit ihrem Übergewicht wohl fühlen, dass sie keine Probleme damit hätten, das hört sich eher nach Schutzbehauptungen an.

Im Alter ist man oft mehr oder weniger in der Beweglichkeit eingeschränkt, kommt dann noch Übergewicht hinzu, werden Knochen, Sehnen, Bänder, Gelenke zusätzlich belastet und beansprucht.

Laufende Überlastung durch Fettleibigkeit endet oft auch in Herz-Kreislauf-Erkrankungen sowie Diabetes und Arterienverkalkung mit allen ihren schwerwiegenden Folgen.

Zu viel Nahrung und minderwertige Nahrung, die kaum oder gar keinen Nährwert hat, füllen den Magen, machen dick, ernähren aber den Körper nicht.
Die Nahrungsmenge muss den körperlichen Aktivitäten angepasst werden.
Ein Arbeiter benötigt mehr Energie (Nahrung) als jemand, der sich kaum bewegt.

Im Alter benötigt man nicht mehr so viel Energie, das *Zuviel* an Energie wird in Form von Fett eingelagert, was wiederum den Körper belastet; im wahrsten Sinne des Wortes wird Übergewicht zur Last, die man Tag für Tag mit sich herumtragen muss.

In den Fettschichten werden auch Schlacken eingelagert, die zur Verschlackung und zur Belastung aller Organe und aller Zellen führt.

Wie kann man das Körpergewicht reduzieren?
Sicher nicht durch Diäten, denn Diäten eignen sich nicht, um dauerhaft schlank und gesund zu werden und zu bleiben.

Hören Sie auf Ihren Körper, grundsätzlich hat er alle Antworten parat; alles, was Ihnen nicht bekömmlich ist, sollten Sie Ihrem Körper auch nicht zumuten!

Voraussetzung für eine positive Wirkung auf den Körper, und somit auf das Gewicht, ist das Umstellen des Essverhaltens.

Essen Sie nicht öfter als dreimal täglich, das heißt auch nicht zwischendurch einen Snack, Chips und dergleichen.

Essen Sie niemals im Gehen oder Stehen oder während der Arbeit.

Essen Sie bewusst, lassen Sie zwischen den Mahlzeiten 4–6 Stunden verstreichen, um dem Körper genug Zeit zur Verdauung zu geben.

Nehmen Sie das Abendessen nicht zu spät ein, meiden Sie vor allem am Abend schwer verdauliche Speisen.

Manche Menschen essen wenig, bewegen sich und trotzdem nehmen sie nicht ab.

Dieses Problem sollte man durch einen Arzt abklären lassen, ob nicht eine Stoffwechselstörung vorliegt; auch ein Mineralstoffmangel kann die Ursache sein; daher ist auf einen ausgeglichenen Mineralstoffhaushalt zu achten, um das Gewicht zu reduzieren und zu halten.

Außer der falschen Nahrung: Das Zuviel an Nahrung und Bewegungsmangel verursachen ein Zuviel an

Körperfett. Auch negative Gedanken und Einstellungen können zu Übergewicht führen.

Ebenso kann Ängstlichkeit und Schutzbedürftigkeit zu Fettleibigkeit führen.

Es gibt auch angeborenes Übergewicht; das erklärt, warum bei gleicher Kalorienzufuhr bei Geschwistern das eine Kind schlank ist, wobei das andere Kind zu Übergewicht neigt.

Leider gibt es auch ein negativ anerzogenes Essverhalten.

Übergewicht ist in den meisten Fällen ein veränderbarer Zustand des Körpers.

Unsere Wohlstandsgesellschaft, in der jederzeit im Überfluss Nahrung zur Verfügung steht, trägt in großem Maße dazu bei, dass es immer mehr übergewichtige Menschen gibt.

Zwischenzeitlich hat sich die Überernährung zur Zivilisationskrankheit Nummer eins entwickelt.

Viele schwere Arbeiten werden von Maschinen übernommen, der Alltag ist nicht mehr so beschwerlich wie früher, wir fahren mit dem Auto, mit dem Aufzug und meist sitzen wir bei der Arbeit und in der Freizeit.

Wer sich viel bewegt, gesunde Lebensmittel, frisches Obst und Gemüse bevorzugt, ausreichend trinkt, jedoch keine süßen Säfte, auch keine Säfte, die mit Zuckerersatzstoffen gesüßt sind, denn diese Säfte löschen nicht den Durst, sie machen im Gegenteil immer noch durstiger, wer zudem noch ausreichend schläft, hat meist keine Probleme mit dem Gewicht.

Wie schon oft betont, beginnt die Verdauung im Mund, und dort muss die Nahrung gut gekaut und eingespeichelt werden. Wer ausgiebig kaut, hat ein großes Geschmackserlebnis und ist auch schneller satt.

Das Bauchfett ist für den Körper belastender als das Fett an den Oberschenkeln oder am Po.

Friedrich Nietzsche sollte Recht behalten, als er sinngemäß sagte: *Der Mensch stirbt an Überfütterung und mangelnder Verdauung.*

Intervallfasten ist eine ideale Abnehmmethode, der Jo-Jo-Effekt bleibt aus. Es gibt auch die Möglichkeit, an zwei Tagen in der Woche nur etwa 500 Kalorien zu sich zu nehmen, zum Beispiel mit Gemüsesuppe, an den anderen Tagen isst man ganz normal, jedoch nicht zu reichlich, gesunde, frische und nur wertvolle Lebensmittel.

Zum Thema Fasten gibt es inzwischen gute Literatur.

Entgiftung/Entschlackung/ Heilfasten

Entgiftung heißt die Zauberformel für die Wiederherstellung der Gesundheit und Gewichtsreduzierung.

So manche Schulmediziner sagen zwar, dass der Körper nicht verschlacken kann, da alle Schlacken und Giftstoffe vom Körper ausgeschieden werden.

Das ist im Grundsatz auch richtig!

Wenn jedoch durch unsere Lebensweise, Umweltgifte, ungesunde Ernährung usw. unsere Entgiftungsorgane ständig zur Höchstleistung und Überlastung herausgefordert werden, geraten sie an ihre Leistungsgrenze, sie sind nicht mehr in der Lage, alle aufgenommenen Stoffe (Schlacken-Giftstoffe) ordnungsgemäß auszuscheiden. Auf die Dauer führt das zu den unterschiedlichsten Schädigungen und zur Belastung des ganzen Körpers, mit oft schwerwiegenden Folgen wie Rheuma, Gicht, Migräne, Nieren- und Gallensteinen, Allergien sowie zahlreichen chronischen, degenerativen Erkrankungen, den sogenannten Zivilisationskrankheiten.

Die zahlreichen Beschwerden werden oft lange nicht sichtbar.

In jungen Jahren verkraftet der Körper noch vieles; mit zunehmendem Alter jedoch nicht mehr alles ohne weiteres.

Unsere Ernährung, unsere Lebensweise macht es von Zeit zu Zeit notwendig, durch Fasten, Entschlacken/Entgiften, den Körper und die Seele zu reinigen.

Auch aus der Atemluft und über die Haut nimmt der Körper schädliche Stoffe auf.

Frauen sind besonders gefährdet, da ihr Körperfettanteil höher ist als bei Männern, deshalb gelangen die fettlöslichen Chemikalien auch leichter ins Gewebe.

Die Auswirkung der Schädigungen dauert unterschiedlich lange, die einen leiden schon frühzeitig, den anderen geht es lange Zeit gut.

Eine Entgiftung des Körpers heißt Reinigung! Die Reinigung durch Entschlackung/Entgiftung ist unerlässlich, um wieder zu gesunden.

Eine Entschlackung/Entgiftung geht je nach Verschlackungsgrad nicht ohne Probleme ab.

Anfänglich kommt es bei einer Entschlackungskur meist zu Unwohlsein, Kopfschmerzen, Übelkeit, Benommenheit, Schwindel, Schlappheit, schlechter Laune, Gereiztheit; sogar Ekel vor Nahrungsaufnahme ist möglich, weil die Giftstoffe, die durch die Entschlackungskur gelöst werden, ins Blut gelangen.

So manches Unwohlsein verschwindet bereits nach Stunden oder wenigen Tagen und allmählich setzt eine Besserung aller durch Schlacken hervorgerufenen Probleme ein.

Bei einer gezielten Darmreinigung/Darmsanierung mit einem Hydrocolongerät verläuft die Entgiftung/Entschlackung weniger belastend, da die Schadstoffe rasch ausgeschieden werden.

Falls keine Möglichkeit zur professionellen Darmreinigung/Darmsanierung besteht, kann man auch zu Hause, als unterstützende Maßnahme, bei einer Fastenkur, selbst Einläufe vornehmen, dadurch verringern sich ebenfalls die Nebenwirkungen wie: Unwohlsein, Kopfschmerzen und dergleichen.

Um selbst Einläufe durchführen zu können, gibt es in den Sanitätshäusern oder Apotheken Einlaufgeräte zu kaufen, und dort können Sie sich auch über die Handhabung beraten lassen.

Bevor Sie eine Entschlackungskur, Darmreinigung/Darmsanierung beginnen, sollten Sie zuvor einen Arzt zu Rate ziehen.

Der Körper scheidet Schlackenstoffe nicht nur über den Darm, die Nieren und die Haut aus, auch über die Scheide werden Schlacken und Giftstoffe ausgeschieden.

Um die Entgiftung über die Scheide zu fördern, können Reibesitzbäder vorgenommen werden. In den Sanitätshäusern gibt es Bidetbecken zu kaufen, die füllt man mit kaltem Wasser, stellt sie auf die Toilette. Mit einem Schwamm wird die Schamgegend sanft gerieben, ca. 10–15 Minuten.

Durch das Abreiben des Körpers mit einem Waschlappen wird ebenfalls die Entschlackung/Entgiftung verbessert.

Für weitere Reinigungsmaßnahmen gibt es auch reichlich Literatur.

Nach einer Reinigungsmaßnahme ist es notwendig, um die positive Wirkung der Reinigung nicht gleich wieder zu gefährden, die Essgewohnheiten umzustellen; das gelingt danach meist recht gut.

Verzichten Sie so gut es geht auf Kaffee, Schwarztee, Softdrinks, Alkohol und andere Säure bildenden Lebensmittel wie: Fleisch, Wurst, Käse und Süßigkeiten, Kuchen, Torten und dergleichen; verzehren Sie dafür frisches Obst, Gemüse, Kräuter, Nüsse, Samen, trinken Sie stilles Wasser und Kräutertee, alles möglichst in Bio-Qualität.

Diätprodukte sind keine Alternative zu frischem Obst und Gemüse.

Es besteht vielfach noch immer die Meinung, dass Fleisch und Milchprodukte viel Energie liefern, das ist nicht verkehrt! Nur diese Lebensmittel verbrauchen zur Verdauung auch sehr viel Energie und liefern in hohem Maße Säuren.

Reine Fleischfresser wie Löwen ruhen fast den ganzen Tag, damit sie genug Energie zur Verdauung des Fleisches zur Verfügung haben.

Nach einer Entschlackung/Entgiftung und Nahrungsumstellung werden Sie bald merken, dass Sie mehr Energie haben und deshalb gerne auf so manche liebgewonnene Gewohnheit verzichten.

Der Arzt Dr. F. X. Mayr hat die Mayr-Kur entwickelt. Er stellte die Behauptung auf, *dass der Verdauungsapparat der meisten Menschen nicht mehr sauber sei.*

Durch Ablagerungen, Rückstände oder Schlacken sei er mehr oder weniger verschmutzt, oft entzündet und durch die Verunreinigung zu einer gefährlichen Giftquelle geworden.
Leider wird bis heute die Entschlackung im Allgemeinen vernachlässigt.

Hygiene

Zur Hygiene gehört auch das Händewaschen mit Seife, denn durch unsaubere Hände kann man sich schnell eine Infektion einfangen, wenn sich Grippeviren durch Niesen und Husten in der Luft verteilen und auf Haltegriffe, Handläufe, Türgriffe usw. niederschlagen. Auch das Tragen vom Mund-Nasen-Schutz ist eine gute Vorsichtsmaßnahme, wie sich in der Zeit der Corona-Pandemie gezeigt hat.

Wie schon im Kapitel Gesundheit erwähnt, spielt ein intaktes Immunsystem die entscheidende Rolle.

Milben, Wanzen, Läuse und so manche Tierchen können in den Haushalten leben.

Milben sind ganz normale Mitbewohner, sie halten sich hauptsächlich in den Betten auf, sie ernähren sich von Hautschuppen, die man täglich verliert. Unsere Groß-mütter haben deshalb morgens die Deckbetten und Kissen ans Fenster gehängt, um sie zu lüften und um das wärmende Milieu, das die Milben benötigen, zu zerstören.

Wanzen und Läuse sind bei uns in Deutschland leider auch wieder auf dem Vormarsch.

Sinnvoll ist gegen jeglichen Schädlingsbefall, nicht nur die Betten, sondern auch die Kleidung ausgiebig zu lüften. Die Kleidung kann bei schönem Wetter ans offene Fenster gehängt werden, damit hält man auch Motten fern.

Gegen Kleidermotten gibt es allerdings auch genügend gute Produkte.

Eine gut gereinigte Wohnung, die auch im Winter öfter gelüftet wird, durch sogenanntes Stoßlüften, indem man während des zehnminütigen Lüftens die Heizkörper herunterdreht, sorgt für ein frisches, gesundes Raumklima, und für trockene Wände. Das Lüften über das Kippen der Fenster kühlt nur die Wände aus, die Raumluft wird nicht frisch und die Wände werden feucht. Feuchte Wände verursachen Schimmelbefall, der, wie jeder weiß, sehr gesundheitsschädlich ist.

Frische Luft und Sauberkeit sind ein Garant für eine schädlingsfreie, schimmelfreie Wohnung. Zur Reinigung der Wohnung benötigt man jedoch keine umweltbelastende Putzmittel, hierzu genügen hauptsächlich Putzessig, Zitrone, Soda und Scheuermittel, alles umweltfreundliche Putzmittel und zu allem günstiger als die vielen sonst im Handel angebotenen Putzmittel.

Lebensmittelmotten kann man vermeiden, indem man alle, in Tüten verpackte Lebensmittel, in Gläser umfüllt.

Mundhygiene wird im Alter immer wichtiger; nicht nur das tägliche Zähneputzen, auch das Reinigen der

Zahnzwischenräume mit Interdentalbürsten ist unerlässlich, um auf lange Sicht die Zähne gesund zu erhalten.

Durch den Zahnfleischschwund im Alter werden die Zahnzwischenräume größer und Speisereste setzen sich leichter dazwischen ab. Diese Speisereste sorgen nicht nur für einen schlechten Atem, sie sind auch an der Bildung von Karies beteiligt.

Um die Zunge von Belag zu befreien, gibt es die sogenannten Zungenschaber, eine weiche Zahnbürste eignet sich allerdings genauso gut.

Ein adretter, frischer Körpergeruch hebt die Stimmung und die Akzeptanz der Mitmenschen.

Erkältung

Das ist ein Thema, das gesondert behandelt werden muss, da wir uns fast alle ein- bis zweimal jährlich erkälten.

Eine Erkältung läuft im Alter meist wesentlich schwerwiegender ab als in jungen Jahren; es kann Wochen dauern, bis man sich wieder richtig erholt hat. Daher ist es wichtig, bei den ersten Anzeichen einer Erkältung sofort zu handeln und nicht erst zu warten, bis sich Bakterien oder Viren im ganzen Körper so richtig breitgemacht haben.

Vorbeugen ist besser als heilen!
Ein Fußbad, aufsteigend mit warmem Wasser bis 40°, ist als Sofortmaßnahme geeignet.

Bei Halsschmerzen hilft ein Halswickel, der am besten vor dem Schlafengehen angelegt wird. Ein Baumwolltuch wird mit kaltem Wasser getränkt und eng um den Hals gelegt, darüber wickelt man ein trockenes Tuch. Der Wickel muss mindestens zwei Stunden angelegt bleiben, zusätzlich können Sie ein oder zwei Islamoos oder Ipalat in den Mund legen, die Wirkstoffe lassen die Schleimhautreizung abklingen.
Bei einem Husten kann ebenfalls ein Wickel vor dem Schlafengehen angelegt werden. Man legt auf die Brust ein mit kaltem Wasser getränktes Tuch, darüber wird dann sofort ein trockenes warmes Tuch

eng umwickelt. Der Brustwinkel muss ebenfalls zwei Stunden oder auch über Nacht angelegt bleiben.

Das enge Umwickeln ist notwendig, um Verdunstungskälte zu vermeiden. Bei Kältegefühl muss der Wickel sofort abgenommen werden.

Wichtig ist außerdem viel zu trinken, zum Beispiel: Ingwertee mit Zitrone, Salbei- oder Thymiantee, diese Tees unterstützen die Gesundung.

Auch Bettruhe ist zu empfehlen, um dem Körper die notwendige Ruhe zu gewähren, die er benötigt, um zu gesunden.

Erkältungsvorbeugende Maßnahmen sind, wie schon oben erwähnt, außerdem häufiges Händewaschen, eventuell Tragen einer Mund-Nasenschutz-Maske, der Witterung entsprechende Kleidung, Vermeidung von kalten Füßen, bei sehr kalten Witterungsbedingungen den Kopf zu bedecken, überheizte Räume zu vermeiden.

Wie bei allen gesundheitlichen Maßnahmen, ist auch hierbei auf eine gesunde frische, leichte, bekömmliche Ernährung zu achten.

Schmerzen

Schmerzen sind eine große Belastung für die Psyche und die Physis.

Chronische Schmerzen lassen sich nicht einfach verdrängen, doch wer ständig gegen seine Schmerzen anzukämpfen versucht, zieht den Kürzeren; stattdessen kann man lernen, mit Schmerzen zurechtzukommen. In Schmerzkliniken lernen die Patienten, mit ihren Schmerzen zurechtzukommen, wenn die Schmerzen nicht behandelt werden können.

Sich mit seinen Schmerzen zu arrangieren, ist die beste Möglichkeit, sich von Schmerzen nicht terrorisieren zu lassen!

Beobachten Sie genau, wann die Schmerzen schlimmer werden und wann sie sich bessern. Verschlimmern sich die Schmerzen bei bestimmten belastenden Tätigkeiten, kann versucht werden, die Körperhaltung zu ändern oder bei Rückenschmerzen einen Stützgürtel zu tragen. Bei einem sogenannten Tennisarm kann eine spezielle Bandage oder ein Kupferring Abhilfe schaffen.

Für den Rücken gibt es verschiedene Bandagen. Auch durch eine gezielte Rückengymnastik verbessern sich die Schmerzen. Bei Belastungsschmerzen sollte mit der Tätigkeit innegehalten und eine Pause eingelegt werden, um die entsprechende Muskelpartie zu entlasten und zu entspannen.

Körperlich fit zu bleiben oder wieder zu werden ist in jedem Fall wichtig! Wer fit ist, kann Schmerzen besser ertragen und gerät auch nicht so leicht in Panik.

Wer laufend Schmerzen hat und sich so gut wie nie bewegt, wird feststellen, dass die Schmerzen sich mit der Zeit verstärken. Viele Schmerzen entstehen durch Verspannung bis hin zu Herzschmerzen.

Verspannte und verkrampfte Muskulatur kann in die unterschiedlichsten Bereiche des Körpers ausstrahlen.

Chronische Schmerzen sind Schmerzen, die sich im Laufe der Zeit entwickelt haben.

Jeder Schmerz zieht Verspannungen nach sich, und oft liegt der Schmerz gar nicht mehr an der Stelle, wo er entstanden ist, sondern verlagert sich in die verspannte und verkrampfte Muskelpartie.

Also ist die Schlussfolgerung, trotz Schmerzen, im Rahmen seiner Möglichkeiten, sich zu bewegen, um die verspannte und verkrampfte Muskulatur zu lockern, um eine Verklebung der Faszien zu vermeiden.

Meditation, autogenes Training können helfen, die Aufmerksamkeit von den Schmerzen abzulenken.

In den Sanitätshäusern gibt es sogenannte Dermapunkturroller (Schmerzroller), damit lassen sich so manche Schmerzen zum Abklingen bringen.

Massagen mit einer Körperbürste, Wechselduschen können ebenfalls helfen, Schmerzattacken zu lindern.

Bei rheumatischen Schmerzen wie Gicht stimmt etwas mit dem Immunsystem nicht, hier sollte man das Augenmerk auf die Stärkung des Immunsystems legen.

Wärmepackungen, wenn Wärme als schmerzlindernd empfunden wird, können mithilfe von Moor, Lehm, Fango selbst vorgenommen werden. Diese mineralischen Substanzen helfen, durch Wärme, die Durchblutung der Muskulatur anzuregen und zu entspannen.

Man verrührt den warmen Packungsinhalt mit Wasser zu einem Brei und trägt ihn 3 cm dick auf die schmerzende Stelle auf, danach wickelt man sich in ein warmes Tuch ein, damit die Wärme sich gut ausbreiten kann. Kirschkern- und andere Körnerkissen können ebenso als Wärmeauflage Verwendung finden. Auch Infrarotbestrahlungen können bei verspannter Muskulatur eine gute Wirkung zeigen. Benutzen Sie jedoch nur hochwertige Geräte!

Bei manchen Menschen verstärken sich ihre Schmerzen, bei Wärme- und Kälteanwendungen klingen sie ab.

Das muss aber jeder für sich selber herausfinden.

Ältere Menschen leiden oft unter Knie-, Schulter-
oder Finger-Gelenkschmerzen, daran merken sie,
dass die Gelenke in die Jahre gekommen sind.

Mit zunehmendem Alter lässt bei vielen Menschen
die Beweglichkeit der Fingergelenke nach, mit gezielten Bewegungsübungen, einem Igelball oder Spezi-
alknete, kann man seine Fingergelenke beweglich
erhalten. Bei nasskalter Witterung schmerzen die
Gelenke meist mehr, wenn es sich um Entzündungen handelt.

Ein gutes Immunsystem bringt auch hier Besserung.

Schmerzlinderung durch Hypnose?!
    Achtsamkeit, Schmerzbewältigung ist eine Me-
thode, die von Professor Jon Kapat-Zinn entwickelt
wurde, auch bei dieser Methode lernt man, mit dem
Schmerz besser umzugehen.

Kopfschmerzen

Kopfschmerzen können viele Ursachen haben.

Die häufigsten Kopfschmerzen sind Spannungskopfschmerzen, die entstehen durch Stress, Überforderung, Ärger, Ängste und so weiter. Wer zu wenig trinkt, kann ebenfalls von Kopfschmerzen geplagt werden. Besonders ältere Menschen neigen dazu, nicht genug zu trinken.

Hinter den Kopfschmerzen können auch andere gesundheitliche Probleme stecken. Ein Kopfschmerz-Problem sollte durch einen Arzt abgeklärt werden.

Bei Verspannungskopfschmerzen helfen meist Schultern- und Nackenmassagen, auch das Auftragen von Pfefferminzöl oder Rosenöl auf die Schläfen kann den Verspannungskopfschmerz lindern. Ein Fußbad oder Reibesitzbad bewirkt ebenfalls eine Verbesserung der Kopfschmerzen.

Ein Bad mit Rosenöl-Zusatz ist wohltuend und kann ebenfalls dazu beitragen, den Kopfschmerz zu verringern oder sogar gänzlich zum Abklingen zu bringen.

Rosenöl im Badewasser immer mit einem Trägerstoff wie Honig oder Sahne verwenden.

Ein Spaziergang an frischer Luft kann auch zur Linderung von Kopfschmerzen beitragen. Das tiefe Durchatmen, Bewegung und die Ablenkung in der Natur eignen sich, um sich von Kopfschmerzen zu befreien.

Manchmal gibt es für das Auftreten von Kopfschmerzen einen sichtbaren Grund; wenn man sich dessen bewusst wird, hat man die Möglichkeit, schon im Vorfeld etwas zu unternehmen, dass es erst gar nicht zu Kopfschmerzen kommt.

Bei durchblutungsbedingten Kopfschmerzen können Gingkopräparate hilfreich sein.

Rückengesundheit

Der Rücken ist unsere Kraftzentrale, ein starker Rücken ist Ausdruck eines aufrechten Gangs sowie einer starken inneren Haltung.

Ein starker Rücken gibt uns Kraft, er ist mit allen Körperteilen verbunden, auch mit dem Gehirn und unseren Gefühlen.

Unser Rücken reagiert auf körperliche Fehlhaltungen, auf psychische Probleme und auf Kältereize, auch das viele Sitzen, ungenügende Bewegung, tragen ebenfalls zu Rückenproblemen bei.

Immer wieder sieht man – ganz besonders Männer –, die selbst bei niedrigen Temperaturen mit einem freien Rücken draußen herumhantieren.

Man braucht sich daher nicht zu wundern, dass auch dies schon in jungen Jahren zu Rückenproblemen führen kann.

Durch Kälte werden Muskeln, Sehnen und Bänder verspannt und verkrampft, sie können sich nicht geschmeidig dehnen.

Haben Sie schon einmal versucht, mit kalten Fingern zu schreiben, das ist fast nicht möglich, aber ein kalter Rücken soll problemlos funktionieren.

Schon im Kindesalter wird der Grundstein für einen schwachen oder starken Rücken gelegt. Ganz besonders heutzutage haben bereits schon Kinder Rückenprobleme, denn die Freizeitbeschäftigungen finden nicht mehr draußen statt, sondern im Sitzen vor dem Computer, beim Fernseher oder vor dem PC.

Das Dehnen und Strecken wird von uns Menschen so gut wie nie praktiziert, Katzen und Hunde machen es uns vor, sie strecken sich nach jedem längeren Sitzen oder Liegen, sie bringen dadurch ihre Wirbelsäule wieder ins Lot, bevor sie loslaufen.

Vor allem morgens nach der langen Bettruhe ist das ausgiebige Recken und Strecken für uns alle eine Pflicht; unser Rücken dankt es uns.

Die meisten Rückenprobleme machen nicht, wie oft vermutet, die Bandscheiben, sondern sie gehen von verspannter und verkrampfter Muskulatur aus. Auch Stress führt zu Verspannungen und Verkrampfungen der Rückenmuskulatur und daher oft zu chronischen Schmerzen.

Das ständige Hochziehen der Schultern kann ebenfalls Rückenschmerzen auslösen. Durch Kreisen der Schultern können sich die Verspannungen lösen.

Wie bei allen unseren körperlichen Beschwerden hilft auch hier positives Denken, Meditation und Dankbarkeit, das Loslassen von Neid und Missgunst.

Bewegung in Form von Yogaübungen, Radfahren

und Schwimmen sind Balsam für unsere Wirbelsäule.

Radfahren ist besonders gut geeignet, um den Druck auf die Nervenwurzeln der Wirbelsäule zu entlasten, eine Entlastung des Rückens kann auch ein Gehrad oder Gehstock bewirken.

Ein vorgewölbter Bauch verursacht ebenfalls Rückenprobleme, denn die Bauchdecke kann den Rücken nicht mehr ausreichend stützen und entlasten.

Verengung des Wirbelkanals ist eine gutartige Alterserkrankung, die sich mit Rückenschmerzen, Beinschmerzen oder auch durch Gehbehinderung bemerkbar macht.

Wir können selbstverständlich so manches dazu beitragen, dass wir uns bis ins hohe Alter einen gesunden Rücken erhalten oder dass der Rücken sich wieder erholt und gesund wird, wie oben beschrieben.

Herzgesundheit/hoher Blutdruck

Frauen sind durch das Östrogen besser vor Herzproblemen geschützt als Männer.

Das Östrogen erweitert die Blutgefäße, dadurch wird der Blutdruck gesenkt.

Das Östrogen wirkt sich auch günstig auf das Verhältnis von LDL-Cholesterin und dem guten LDH-Cholesterin aus.

Die Frauen haben nach der Menopause jedoch das gleiche Herz-Kreislauf-Risiko wie Männer.

Bewegung und Meditation halten das Herz fit und gesund. Jedes abgebaute Pfund Übergewicht wirkt sich positiv auf den Blutdruck und die Durchblutung des Herzens aus.

Stress, Angst und Überlastung können ebenfalls zu Herzproblemen führen. Ablagerungen in den Blutgefäßen – der sogenannte Plaque –, vor allem in den Herzkranzgefäßen, sind für die Herzgesundheit äußerst problematisch.

Oft vergehen allerdings Jahre, bis das Herz Probleme bereitet.

Auch hier gilt, wie bei allen gesund erhaltenden Maßnahmen, frische natürliche Lebensmittel wie: Obst, Gemüse, gesunde Öle usw.

Zu reduzieren sind raffinierter Zucker, Weißmehl, tierische Fette, veränderte Lebensmittel durch die Lebensmittelindustrie.

Weißdorn, Calcium und Magnesium unterstützen den regelmäßigen Herzrhythmus.

So manche Verspannungen werden als Herzbeschwerden wahrgenommen, deshalb gilt, wie bei den meisten körperlichen Beschwerden: Entspannung durch entsprechende Entspannungsübungen.

Lassen Sie die Herzbeschwerden jedoch von einem Arzt abklären, ob es sich wirklich nur um Verspannungsschmerzen handelt.

Schlaganfall

Schlaganfall ist die dritthäufigste Todesursache in Deutschland.

Schlaganfall muss nicht sein!

Die Ursachen sind bekannt: Verantwortlich ist Übergewicht, falsche und zu fettreiche, kalorienreiche sowie zuckerhaltige Nahrung, zu wenig Bewegung, zu viel Stress, Tabak, Alkohol und Drogen.
   Das Schlaganfallrisiko zu minimieren kostet kein zusätzliches Geld, sondern nur etwas mehr Disziplin.

Beim Schlaganfall tritt zum Beispiel Blut aus einem defekten Blutgefäß aus, dadurch kommt es in diesem Bereich zu einer Blockade.

Auch verstopfte Blutgefäße im Gehirn können einen Schlaganfall auslösen, ein Thrombus in einem Blutgefäß (Blutpfropfen) kann sich lösen, der dann ins Gehirn gelangt.

Auch Schlafaussetzer (Apnoe) erhöhen das Schlaganfallrisiko sowie das Vorhofflimmern, dies jedoch in den seltensten Fällen.

Wie schon oben erwähnt, kann durch geeignete Maßnahmen das Schlaganfallrisiko gemindert werden.

Nach einem Schlaganfall entstehen schwerwiegende körperliche Probleme (Lähmungen), je nachdem welches Gehirnareal betroffen ist.

Die ersten Anzeichen können sein das Herabhängen eines Mundwinkels, Sprachstörung, Orientierungslosigkeit. Und dass ein Arm und/oder Bein einem nicht mehr gehorcht.

Wichtig ist, nach den ersten Anzeichen ja keine unnötige Zeit verstreichen zu lassen und sich so schnell wie möglich in ärztliche Behandlung zu begeben. Wählen Sie sofort den Notruf; je schneller eine Behandlung einsetzt, desto größer sind die Behandlungserfolge.

Um nach einem Schlaganfall wieder auf die Beine zu kommen, sind Sprachübungen, Arm- und Beinübungen mit die wichtigsten Maßnahmen, die nicht vernachlässigt werden dürfen, denn durch Ausdauer und Disziplin sind die Ausfallerscheinungen oft gut in den Griff zu bekommen. Hier gilt auch, je früher und intensiver mit diesen Maßnahmen begonnen wird, desto besser ist der Regenerationserfolg.

Venenprobleme

Unter Venenproblemen leiden nicht nur Frauen, auch viele Männer haben Venenprobleme (Krampfadern).

Erweiterte Venen entstehen durch eine Bindegewebsschwäche, die kann angeboren sein, doch meist wird sie durch Übergewicht, zu wenig Bewegung, zu viel Sitzen, aber auch durch langes Stehen erworben.

Erweiterte Venen/Krampfadern sind nicht nur unschön, sie sind auch mit Risiko verbunden.

Durch die erweiterten Venen ist der Blutfluss verlangsamt, hierdurch kann eine Venenentzündung ausgelöst werden; ebenso problematisch sind geschwollene, schwere Beine. Die Blutflüssigkeit dringt ins umliegende Gewebe ein; hält dieser Zustand zu lange an, kann das zu offenen Beinen (Ulkus) führen. Das Gewebe wird nicht mehr genügend mit Sauerstoff versorgt, der Austausch von Schlacken ist gestört, das Gewebe stirbt ab, die besonders betroffenen Stellen verfärben sich bräunlich, was, wie bereits erwähnt, zu offenen Beinen führt; um das zu verhindern, müssen Stütz- oder Gummistrümpfe getragen werden, durch den Druck der Strümpfe wird der Venendurchmesser wieder verkleinert, die Venenklappen schließen wieder, das Blut fließt wieder schneller Richtung Herz; der Austausch von Sauerstoff und Kohlendioxid ist wieder gewährleistet, das Beingewebe wird wieder ausreichend versorgt.

Wie im Kapitel Reisen, ist das Tragen von Stützstrümpfen oder Gummistrümpfen auch bei leichten Venenproblemen auf langen Flug-, Auto- oder Bus-Reisen äußerst wichtig, um der Gefahr einer Thrombose zu entgehen. So manch einer hat diese Nachlässigkeit schon mit dem Leben bezahlen müssen.

Hitzestau in den Beinen lässt sich gut durch kalte Güsse lindern; auch Wassertreten eignet sich hervorragend, um den Venen etwas Gutes zu tun. Das kalte Wasser zieht die Venen zusammen, die Venenklappen dichten wieder besser ab und durch das Wassertreten wird auch die Muskelpumpe aktiviert, damit das Blut wieder besser und schneller in Richtung Herz fließt.

Einreibungen mit Franzbranntwein helfen ebenfalls, die warmen Beine zu kühlen, auch das Besprühen mit kaltem Wasser bringt an heißen Tagen Linderung. Rosskastanienpräparate helfen, die Venenwand zu stärken.

Verzichten Sie auf heiße Wannenbäder, Sauna und Fußbodenheizung.

Tinnitus

Diese Beschwerden, die sich als Ohrgeräusche bemerkbar machen, nehmen immer mehr zu.

Der Tinnitus tritt in unterschiedlicher Intensität und mit den unterschiedlichsten Geräuschen zu Tage wie: pfeifen, zischen, brummen, bis hin zu Klopftönen; all dies belastet die Betroffenen sehr.

Anfänglich kann das noch zu ertragen sein, doch mit der Zeit werden die Geräusche immer störender und deshalb oft unerträglich.

Tinnitus kann die unterschiedlichsten Ursachen haben. Meist steckt jedoch kein körperliches Problem dahinter.

In aller Regel verursacht Stress oder auch unbewältigte Probleme die Ohrgeräusche.

Leistungsdruck und Überforderung erzeugen Stress; ältere Menschen können sich dem oft nicht entziehen und reagieren deshalb durch unterschiedliche körperliche Probleme, wie zum Beispiel Ohrgeräusche.

Wichtig ist, erst einmal abklären zu lassen, ob nicht doch eine Durchblutungsstörung im Innenohrbereich zu Grunde liegt oder eine Verspannung im Nackenbereich.

Stressabbau, Aufarbeitung der unbewältigten Probleme; alle diese Maßnahmen können helfen, die Ohrgeräusche zu mindern oder sogar ganz verschwinden zu lassen.

Auch Ginkgo-Präparate fördern die Durchblutung und können somit zur Besserung der Ohrgeräusche beitragen.

Manchmal werden auch Infusionen verabreicht, die helfen jedoch nur bei einem frisch aufgetretenen Tinnitus.

Depressionen

Depressionen sind eine ernstzunehmende Änderung der Gefühlslage und der Wahrnehmung.
Warum Depressionen entstehen, dafür gibt es viele unterschiedliche Gründe.

Vereinsamung, Dauerschmerz, Verlust eines geliebten Menschen, Versagensängste, Lebensängste, Liebesentzug, Winterdepression der dunklen Jahreszeit und vieles mehr.

Depressive Menschen entwickeln häufig zu ihrer Depression noch andere Erkrankungen, da sie auf die depressive Stimmung meist mit Passivität reagieren.

Oft vernachlässigen sie sich; angefangen beim Essen bis hin zur Kleidung; ziehen sich zurück, werden kontaktscheu.

Bewegungsmangel und ein Mangel an positiven Impulsen schwächen das Immunsystem; Krankheitserreger haben dadurch ein leichtes Spiel.

Durch Meditation, Joga, das Erlernen der Selbstliebe sowie durch Dankbarkeit und Vergebung kann eine depressive Stimmung gemindert oder sogar aufgehoben werden.

Wer dankbar ist, kann im Grunde überhaupt nicht in eine depressive Stimmung verfallen.

Die sogenannte Winterdepression kann durch eine Tageslichtlampe gebessert werden.

Unser Gesellschaftssystem fördert Depressionen, weil die Menschen sich zu viel vornehmen und aufladen. Oft begeben sie sich in Arbeitsverhältnisse, denen sie nicht gewachsen sind.

Sie wollen alle ihre Wünsche verwirklichen und das meist in kürzester Zeit, dies kann sie an ihre Grenzen der Machbarkeit bringen und dadurch Stress und Depressionen verursachen.

Auch durch eine Verschlackung des Körpers kann eine Depression ausgelöst werden.

Wer sich wieder mit der Natur verbindet, Heilung durch die Natur begreift und zulässt, die Kraft in sich aufnimmt, erfährt wohltuende Zuversicht, Stärke und dass alles seine Zeit hat und auch braucht.

Demenz/Alzheimer

Demenz entsteht durch ein Ungleichgewicht an Botenstoffen und den Verlust von Nervenzellen im Gehirn.

Ein gesunder Lebensstil – nicht rauchen, wenig oder besser kein Alkohol, ausreichend körperliche Bewegung, gesunde Ernährung, genügend Schlaf – kann helfen, das Risiko, an einer Demenz zu erkranken, zu minimieren.

Laut einer wissenschaftlichen Studie um etwa ein Drittel.

Durch Einnahme von Omega-3-Fettsäuren, zum Beispiel in Form von Leinöl, kann der Bedarf an Omega-3-Fettsäuren gedeckt werden.

In der einschlägigen Literatur wird beschrieben, dass die Einnahme von Vitamin B12 bei Demenz und Alzheimer eine Verbesserung bewirken.

Auch Ginkgo-Präparate scheinen eine Besserung durch ihre durchblutungsfördernde Wirkung zu bringen, auch Kokosöl soll eine Verbesserung der Demenz und Alzheimer bewirken.

Klinische Studien haben bestätigt, dass auch der Verzehr von Rosmarin, Salbei, Melisse Alzheimer-Patienten und Demenz-Patienten helfen können.

Spontanheilung

Es gibt immer wieder Fälle, in denen Menschen mit scheinbar unheilbarer Krankheit plötzlich genesen, obwohl sie von der Schulmedizin austherapiert sind.

Diese Fälle sind immer noch mystisch behaftet und auch für die Ärzte rätselhaft.

Vielleicht sind manche Menschen in der Lage, ihre Selbstheilungskräfte zu aktivieren.

Geist und Psyche spielen eine große Rolle bei der Überwindung von Krankheiten; unsere Gedanken, Gefühle und Erwartungen beeinflussen auch unsere Abwehrkräfte.
Je negativer jemand eingestellt ist, desto eher entwickelt er eine Krankheit.

Die Macht der Gedanken ist größer, als wir uns das vorzustellen vermögen.

In der sogenannten Placebo-Forschung wurden Erfahrungen gemacht, die verblüffend sind. Patienten, die eine Placebo-Tablette statt eines Medikamentes bekamen, reagierten körperlich genauso positiv, obwohl Placebo nur eine Tablette ist ohne medizinische Wirkstoffe. Das funktioniert aber meist nur dann, wenn der Patient bereits positive Erfahrungen mit dem wirklichen Medikament gemacht hat.

Die Erwartungshaltung, dass das Medikament wirkt, scheint einen großen Einfluss auf den Menschen und seine Gesundung auszuüben.

Ein tiefes Vertrauen zur eigenen Macht, die man unter extremen Bedingungen entwickeln kann, ein Hineinhorchen in den Körper, seine Signale verstehen und danach handeln, hilft anscheinend auch, so manche schwere Erkrankung zu überwinden.

Schlaf

Schlaf ist die Zeit, in der der Körper regenerieren kann.

Zu wenig Schlaf, also unter 6–8 Stunden, kann zu erheblichen körperlichen Störungen führen, wie: Depressionen, Angstzuständen, sowie zu organischen Erkrankungen. Infektionen können in Folge von zu wenig Schlaf entstehen.

Ein Sprichwort sagt: *»Früh nieder und früh auf verlängert den Lebenslauf.«*

Damit ist gemeint, dass der Schlaf vor Mitternacht eine bessere Qualität hat als der Schlaf nach Mitternacht.

Das abendliche Fernsehen verhindert vielfach das frühe Zu-Bett-Gehen, vieles hat sich durch unsere heutige Lebensweise und Gewohnheiten verändert, wir sind nicht mehr gezwungen, bei Dunkelheit ins Bett gehen zu müssen.

Als älterer Mensch schläft man leider – in der Regel – nicht mehr so gut. Manche Unpässlichkeiten und Schmerzen stören den Schlaf.

Natürliche Helfer bei Schlafstörungen gibt es viele, wie zum Beispiel: Lindenblütentee, Kamillentee, Lavendeltee, Johanniskrauttee, Melissentee sowie Baldrian, Hopfen, Zimt und Kardamom.

Haferblüten sorgen für eine emotionale Ausgeglichenheit.

Mit kalten Füßen schläft man schlecht; ein Fußbad vor dem Zubettgehen erwärmt die Füße und hilft daher beim Einschlafen. Ein Spaziergang am Abend, jedoch nicht zu anstrengend, hat ebenfalls eine schlaffördernde Wirkung. Sehr anregende Gespräche oder Streitgespräche sind am Abend zu vermeiden, denn auch die verursachen Einschlaf- oder Durchschlafprobleme.

Bei zu hellem Licht an Sommerabenden sollte eine Sonnenbrille getragen werden, denn helles Licht stört die Melatonin-Produktion, Melatonin ist ein Schlafhormon.

Auch zu helles Licht am Abend zu Hause hat die gleiche negative Wirkung auf unseren Schlaf wie Sonnenlicht.

Wenn sie nachts zur Toilette gehen, sollte keine zu helle Lampe eingeschaltet werden, denn helles Licht signalisiert dem Körper, es ist Tag, und dadurch kann das Wiedereinschlafen beeinträchtigt werden.

Tees sind allen anderen Schlafmitteln vorzuziehen, Tees machen nicht abhängig und vertragen sich meist recht gut mit anderen Arzneimitteln.

Die Klopfmethode mit dem Buch »*Klopf dich frei*« kann zu einer besseren Schlafqualität beitragen. Durch das Freiklopfen können Sie sich von belastenden Gefühlen und Gedanken befreien.

Bevor Sie sich schlafen legen, lassen Sie den Tag Revue passieren, um zu erkennen, was sich den Tag über ereignet hat, worüber Sie sich gefreut haben und worüber Sie sich geärgert haben.

Dem Ärger können Sie, wie oben schon erwähnt, mit der Klopfmethode begegnen.

Es heißt auch: *»Ein reines Gewissen ist ein gutes Ruhekissen.«*

Zum Ärgern und Aufregen braucht es immer jemand, der einen ärgert, und einen, der sich ärgern lässt. Durch Ärger trifft man nicht den anderen, sondern immer nur sich selbst.

Wer sich mit positiven Gedanken schlafen legt, schläft entspannter und bleibt von Albträumen verschont.

Freude und Lachen entspannen und verscheuchen so manche Sorgen, die, wenn wir ihnen gestatten, sich mit uns schlafen zu legen, unseren Schlaf negativ beeinflussen oder uns überhaupt nicht schlafen lassen.

Ohne Schlaf und Entspannung können auch die Probleme, die zur Sorge geführt haben, schlecht bewältigt werden. Unsere Stimmung wird noch niedergeschlagener, mit der Zeit kann sich sogar eine Depression entwickeln.

Wie heißt es so schön: *»Sorgt euch nicht um morgen, denn der kommende Tag wird für sich selbst sorgen.«*

Jeder Tag hat genug eigene Probleme, so dass man die Probleme des vergangenen Tages nicht auch noch mit in den Schlaf nehmen sollte.

Es heißt auch: *»Wie man sich bettet, so liegt man«*, auf den Schlaf bezogen, sollte der Schlafraum nicht zu warm sein, denn sonst trocknen die Atemwege aus, trockene Atemwege sind anfälliger für Infektionen.

Das Schlafzimmer sollte nicht mit Möbeln und anderen Dingen vollgestellt werden und schon gar nicht mit Dingen, die in kein Schlafzimmer gehören. Elektrosmog ist nicht zu unterschätzen, deshalb sind Fernseher und Computer keine geeigneten Geräte für das Schlafzimmer.

Schlafen bei offenem Fester ist ideal, das ist jedoch oft nicht möglich, daher empfiehlt sich ein gründliches Durchlüften vor dem Schlafengehen.

Für einen Schlafraum sind helle Farben den dunklen vorzuziehen.

Das Abendessen sollte nicht zu reichlich sein und nicht aus schwer verdaulicher Nahrung bestehen, außerdem nicht so spät eingenommen werden. Mit einem zu vollen Bauch schläft es sich schlechter.

Abendliches Fernsehen, vor allem aufregende oder aufrührende Sendungen, können das vegetative Nervensystem beeinträchtigen, die Schlaftiefe und damit die Regeneration des Organismus.

Passen Sie Ihren Schlafrhythmus den Jahreszeiten an.
Ob ein Mittagsschlaf sinnvoll ist? Aber nicht länger als eine Viertelstunde! Diese Zeit reicht zum Ruhen und Entspannen. Bei längerem Mittagsschlaf wird man schlapp und träge. Zu langer Mittagsschlaf kann auch den nächtlichen Schlaf negativ beeinflussen.

Medikamentencocktail

Zu viele Medikamente auf einmal einzunehmen kann die Wirkung der Medikamente verändern oder sogar aufheben.

Bei einem Medikamentenmix können die Medikamente Wechselwirkungen und Nebenwirkungen verursachen und Beschwerden hervorrufen, die wiederum mit Medikamenten behandelt werden müssen.

Ältere Menschen nehmen häufig eine Fülle von Medikamenten gleichzeitig ein, da sie oft an mehreren Krankheiten gleichzeitig leiden.

Wenn ich solche Mengen von Medikamente sehe, habe ich das Gefühl, bereits vom Anblick der Medikamente krank zu werden.

Ich kann mir vorstellen, dass die Menschen, die so viele Medikamente auf einmal einnehmen müssen, auch leicht den Überblick verlieren können, außerdem müssen sie den Eindruck bekommen, todkrank zu sein, und das hilft der Gesundung auf keinen Fall.

Frauen sind oft nicht gut mit Medikamenten versorgt, sie brauchen manchmal andere Medikamente als Männer, da sie meist andere Symptome und andere Krankheitsabläufe zeigen, denn die Dosierungen sind hauptsächlich auf Männer abgestimmt.

Um eine Überdosierung und Doppelwirkung von Medikamenten zu vermeiden, ist es ratsam, sich genau bei einem Arzt oder Apotheker über die Wirkung der Medikamente zu informieren.

Homöopathie

Zur Selbstbehandlung eignen sich homöopathische Medikamente recht gut.

Homöopathische Arzneimittel wirken bei richtiger Anwendung und Dosierung bei den unterschiedlichsten Beschwerden zuverlässig, ohne Nebenwirkungen.

Homöopathische Arzneimittel sind preiswerter als so manch andere Arzneimittel.

Da viele Leistungen von den Krankenkassen nicht mehr übernommen werden, bekommt die Selbstbehandlung immer mehr Gewicht.

Sie sollten sich jedoch vor der Selbstbehandlung entweder bei Ihrem Arzt, Heilpraktiker oder einem Apotheker beraten lassen.

Durch die Auseinandersetzung mit den eigenen Krankheitssymptomen und Beschwerden und die unterstützenden Maßnahmen zur Selbstheilung wird das Verständnis zwischen Ursache und Wirkung besser verstanden, um auch geeignete Maßnahmen ergreifen zu können.

Mit den homöopathischen Arzneimitteln werden nicht nur Krankheitssymptome behandelt, sondern stets der gesamte Mensch.

Homöopathische Mittel können auch in Verbindung mit anderen Medikamenten eingesetzt werden, da sie die Wirkung der schulmedizinischen Medikamente nicht beeinflussen.

Homöopathie ist eine ganzheitliche Heilmethode.

Lassen Sie sich jedoch nicht verleiten, wenn jemand sagt, dass dieses oder jenes Mittel geholfen hat. Jeder Mensch ist anders, und jeder Mensch reagiert anders, auch die Beschwerden verlaufen oft anders. Die Mittel müssen den Beschwerden genauestens angepasst werden.

Der Begründer der Homöopathie, Doktor Hahnemann, sagte: *»Ähnliches möge mit Ähnlichem geheilt werden.«*

Auf dem Markt gibt es verschiedene homöopathische Mittel, zum Beispiel: Bachblüten, Schüßler-Salze und Globuli.

Die Bachblüten wurden von Doktor Eduard Bach hergestellt. Er entdeckte, dass die verschiedenen Pflanzen den verschiedenen Krankheiten zuzuordnen sind, und entwickelte daraus die Bachblütentherapie.

Bewegung

Sebastian Kneipp hat das Wesentliche bereits vor 125 Jahren auf den Punkt gebracht: *»Überlastung schadet.«*

Um Schäden zu vermeiden, ist es sinnvoll, Bewegung unter Anleitung zu üben, damit Bewegungseinsteiger für sich das richtige Maß finden durch unterschiedliche Bewegungen wie: Walken, Yoga, Gymnastik, Joggen, Wandern, Schwimmen, Tanzen usw.

Diese Bewegungen stimulieren unterschiedliche Muskelpartien, dadurch wird der gesamte Körper fit.

Tägliches Üben zwischen 20–60 Minuten ist ausreichend.

Auch das stramme Gehen eignet sich für eine gute körperliche Ertüchtigung.

Alle Bewegungen müssen jedoch dem Gesundheitszustand und dem Mobilitätszustand des Menschen angepasst werden, eine Überlastung schadet ja dem Körper mehr, als dass es dem Körper nützlich ist.

Zu langes Sitzen sollte so gut als möglich vermieden werden. Unser Körper ist nicht für langes Sitzen geschaffen. Stundenlanges Sitzen lähmt Herz und Kreislauf. Wenn Menschen für langes Sitzen geschaffen wären, wären sie bestimmt anders gebaut.

Der Mensch ist zum Gehen, Stehen, Laufen, Liegen geschaffen.

Ein ausgeglichenes Maß an Bewegung, zwischen Beweglichkeitstraining und Ausdauer, ist die beste Voraussetzung gegen viele Krankheiten, die uns durch Mangel an Bewegung heimsuchen können.

Beweglich bleiben bis ins hohe Alter wollen viele, doch den eigenen Schweinehund zu überwinden, fällt vielen Menschen schwer.

Mobilität bedeutet Unabhängigkeit, Freiheit, Selbstständigkeit, Selbstsicherheit, Zuversicht und Stärke.

Durch regelmäßige Gymnastik und gezielte Bewegungen kann so gut wie jeder ein gewisses Maß an Beweglichkeit erhalten oder zurückgewinnen.

Unsicherheit beim Gehen, Störungen des Gleichgewichts verschwinden und somit wird auch das Sturzrisiko gemindert.

Zirka jeder dritte Mensch über 65 Jahre stürzt mindestens einmal jährlich, oft mit schwerwiegenden Verletzungen.

Bewegung setzt Glückshormone frei, trainiert den Körper und macht sogar noch schlau.

In jedem Alter, auch mit so manchen Behinderungen, ist Bewegung möglich. Vor allem an frischer Luft oder am offenen Fenster wird der Körper noch besser mit Sauerstoff versorgt.

Egal wie Sie sich bewegen, auf jeden Fall wird durch Bewegung der Stoffwechsel und der Lymphfluss verbessert und die bereits verklebten Faszien lösen sich. Faszien sind Gewebehüllen, die die Muskeln umschließen, Zwischenräume füllen, Gelenkkapseln formen und die Sehnen umhüllen. Faszien leiden genauso unter Bewegungsmangel wie Muskeln, Sehnen und Bänder.

Für Personen, die sich nicht gerne alleine bewegen, gibt es Angebote in den Volkshochschulen oder bei den Sportvereinen; dort werden auch Gymnastikkurse angeboten, gleichzeitig bekommt man Kontakt zu anderen Menschen, was für das Wohlbefinden ebenso wichtig ist wie eine ausgewogene Bewegung.

Wer gesundheitlich stark eingeschränkt ist, sollte sich dennoch im Rahmen seiner Möglichkeiten bewegen, mit einem Fußroller können die Beine bewegt werden, hiermit werden gleichzeitig die Reflexpunkte, die sich an der Fußsohle befinden, stimuliert.

Ein Gymnastikband oder Igelball eignet sich ebenfalls für verschiedene Bewegungsübungen sowohl im Sitzen als auch im Liegen.

Beckenboden

Der Beckenboden ist ein wichtiger Muskel, der noch vor einigen Jahren mehr oder weniger ignoriert wurde; außer als Schließmuskel von After und Scheide wurde ihm keine Funktionen zugeschrieben.

Heute weiß man – Gott sei Dank – mehr über diesen Muskel und seine Funktionen.

Diesem Muskel verdanken wir unter anderem unseren aufrechten Gang, auch die Stabilität der Wirbelsäule.

Rückenschmerzen und Nackenprobleme können auch durch eine schwache Beckenbodenmuskulatur entstehen.

Dem Kopfschmerz kann ein schwacher Beckenboden zu Grunde liegen.

Viele ältere Frauen, aber auch schon jüngere leiden mehr oder weniger unter Inkontinenz.

Die Frauen sollten frühzeitig ihren Beckenboden trainieren, vor allem nach einer Schwangerschaft.

Den Beckenboden zu trainieren und zu stärken ist nicht schwierig. Eine gezielte Beckenboden- Gymnastik wird in vielen Volkshochschulen angeboten.

Aber auch im Alltag kann der Beckenboden trainiert und gestärkt werden, durch Anspannen und Entspannen des Beckenbodens.

Um den Beckenboden optimal zu trainieren, ist es jedoch besser, sich professionell anleiten zu lassen.

Wie bei allen Problemen, gibt es *kein* zu *früh* und *kein* zu *spät*, um das Problem zu mildern oder ganz zu beseitigen.

Männer haben das Problem der Inkontinenz oft erst im hohen Alter, zum Beispiel durch eine Prostata-Operation.

Autogenes Training

Autogenes Training ist eine wirksame Methode für Entspannung und Wohlbefinden.

Jeder kann autogenes Training erlernen, wenn man dafür auch etwas Zeit investieren muss, bis man wirklich, durch die Anwendung des autogenen Trainings, entspannen kann.

Der Erfinder des autogenen Trainings war Professor J. H. Schulz.

Autogenes Training erlernt man am besten in einem Kurs. Aus Büchern kann man zwar auch das autogene Training erlernen, doch das führt meist nicht zum gewünschten Erfolg.

Kurse werden auch in Volkshochschulen angeboten.

Hier gilt, wie bei vielen Betätigungen, der Kontakt zu anderen Menschen fördert das Wohlbefinden.

Um den Effekt des autogenen Trainings nutzen zu können, muss autogenes Training täglich angewandt werden.

Im Handel gibt es auch CDs mit entspannender, beruhigender Musik, die eine ähnliche Wirkung hat wie das autogene Training.

Wer durch Streit oder Missstimmung aufgewühlt ist, kann zur Entspannung und Beruhigung das autogene Training anwenden oder auch entspannende, beruhigende Musik hören. Das Ein- und Durchschlafen kann durch die Anwendung des autogenen Trainings oder das Anhören von CDs mit entspannender, beruhigender Musik verbessert werden.

Das Thymusklopfen hat ebenfalls eine ähnliche Wirkung wie das autogene Training.

Reflexzonenmassage

Die Reflexzonen der Füße sind ein Abbild der gesamten Organe des Körpers.

Eine Reflexzonenmassage kann auf sanfte Weise, ohne Nebenwirkungen, so manche Beschwerden lindern.

Diese Zonen an den Fußsohlen und Füßen haben die Chinesen schon vor 5000 Jahren entdeckt.

Viele Nerven bzw. Nervenpunkte haben Verbindung zu den einzelnen Organen des Körpers und somit kann durch Reizung dieser Punkte jeweils das entsprechende Organ zu einer Reaktion angeregt werden.

Eine gut ausgeführte Reflexzonenmassage, regelmäßig angewandt, verbessert daher die Leistung der Organe und beeinflusst positiv die Selbstheilungskräfte, außerdem geben Schmerzen an den Reflexzonenpunkten Aufschluss über Störungen im entsprechenden Körperbereich.

Auch ein Fußroller oder das Barfußlaufen stimulieren die Reflexpunkte an den Fußsohlen. Beim Fußroller oder Barfußlaufen werden daher 70.000 Nervenzellen gleichzeitig massiert und angeregt.

Außerdem ist man beim Barfußlaufen mit der feinen Oberflächenenergie der Erde verbunden, die einen wieder in ein energetisches Gleichgewicht bringen kann, das durch das Tragen von Schuhen gestört wird.

Bei Entzündungen oder fieberhaften Erkrankungen darf keine Fußreflexzonenmassage vorgenommen werden; bei Fieber sollte selbstverständlich auch nicht barfuß gelaufen werden.

Wer unter Schlafproblemen leidet, sollte jegliche Art von Reflexzonenmassage nicht auf die Abendstunden verlegen, da jede Reflexzonenmassage eine anregende Wirkung hat.

Akupunktur – Akupressur

Akupressur wurde aus der Akupunktur heraus entwickelt; statt der Nadeln, wie bei der Akupunktur, werden die Punkte und Meridiane mit dem Daumen und dem Zeigefinger behandelt, die Wirkung ist die gleiche. Ein Fingerdruck auf dem entsprechenden Punkt kann Linderung oder sogar Heilung bringen.

Akupressur ist leicht zu erlernen. Durch Akupressur kann man sich selbst behandeln, man muss sich allerdings genau an die Akupressur-Regeln halten.
  Warum und wie Akupressur und Akupunktur wirkt, weiß man noch nicht so genau. Hauptsache, es lassen sich mit der Akupressur manche gesundheitliche Probleme verbessern.

Es gibt unterschiedlich viele Akupunkturpunkte am ganzen Körper, man muss jedoch nicht alle kennen.

Es reicht, wenn man weiß, wo der jeweilige Punkt liegt, den man behandeln möchte, und wie lange er beeinflusst werden muss.

Die Heilpunkte liegen auf den 14 Meridianen, die Hauptpunkte liegen am Anfang und am Ende der Meridiane.

Ohne Nebenwirkungen lassen sich Stress, Erschöpfung, Angstzustände, Herz- und Kreislaufstörungen, Schlafstörungen, Kopfschmerzen und Zahnschmerzen positiv beeinflussen.

Um die Akupunkturpunkte leichter auszumachen, gibt es sogenannte Suchgeräte, die durch Messung des elektrischen Hautwiderstandes gefunden werden.

Es gibt auch Tafeln, auf denen alle Akupunkturpunkte abgebildet sind.

Bei der Erstbehandlung mittels der Akupressur wird der Druck mit der Zeigefingergruppe in kreisender Bewegung 1–5 Minuten behandelt.

Mit den kreisenden Bewegungen wird die Haut gegen die knöcherne oder muskulöse Unterlage zweimal pro Sekunde verschoben, der Finger muss immer auf der gleichen Hauptstelle verbleiben.

Bei chronischen Schmerzen empfiehlt es sich, mehrmals am Tag jeweils 30 Sekunden die Akupressur anzuwenden.

Bei eitrigen Erkrankungen darf weder eine Akupunktur noch eine Akupressur durchgeführt werden.

Am besten bespricht man sich vor einer Behandlung mit dem Arzt.

Gedächtnistraining

Fordern Sie frühzeitig Ihre Gedächtniszellen heraus.

Wir müssen nur bewusst unsere Umgebung wahrnehmen; uns nur auf eine Sache oder einen Vorgang konzentrieren.

Wer bei einer Sache bleibt und nicht laufend mit seinen Gedanken woanders ist, wird konzentrierter und aufnahmefähiger und lässt sich nicht so leicht ablenken.

Das logische Denken kann durch Denk- und Konzentrationsspiele verbessert werden; dazu eignen sich Wortfindungsspiele, Memory-Spiele oder Stadt-Land-Fluss-Spiele usw.

Die Phantasie kann überall trainiert werden, man braucht sich nur Geschichten auszudenken.

Das Lösen von Kreuzworträtseln ist ebenso geeignet, das Denkvermögen zu trainieren und zu erhalten. Kreuzworträtsel gibt es in allerhand Zeitschriften, manche werden sogar kostenlos angeboten.

Alle diese Übungen lassen sich bequem ohne großen Aufwand üben.

Mit Kindern ist das ganz einfach! Wer Kontakt mit

Kindern hat, hält seine Denkflexibilität automatisch in Schwung. Kinder halten geistig und körperlich auf Trab.

Psyche

Viele psychische Probleme wirken noch aus der Kindheit auf und in uns.

Die erlittenen Vernachlässigungen, Schmach, Verletzungen, Bloßstellungen, Erniedrigungen oder sogar Missbrauch usw., alle diese, zum Teil grausamen Erlebnisse und Erfahrungen, wirken ein ganzes Leben nach und besonders im Alter tauchen diese negativen Erfahrungen oft verstärkt aus der Tiefe der Seele auf, obwohl man annehmen sollte – dass die Zeit die Wunden heilt –.

Die Zeit heilt diese Wunden nicht wirklich: Es bleiben Narben, die sich immer wieder bemerkbar machen, wenn die Probleme nicht aufgearbeitet, sondern nur verdrängt und unterdrückt wurden.

Sobald wir nicht mehr durch Beruf oder Kindererziehung beansprucht werden, kommen diese Probleme wieder verstärkt zum Vorschein. Auch die körperlichen Schwächen spielen eine Rolle sowie das Gefühl, nicht mehr wirklich gebraucht zu werden.

Wir müssen lernen, im Hier und Jetzt zu leben, um die Probleme so weit in den Griff zu bekommen, dass sie nicht mehr zur Belastung werden und man sie nicht mehr als Last mit sich herumtragen muss.

Der beste Weg dahin ist: *»die Vergebung derjenigen Menschen«*, die für diese Probleme verantwortlich sind.

Ich weiß, vergeben ist sehr schwer, wenn es sich um so schwerwiegende psychische oder physische Verletzungen handelt.

Einen Versuch ist es auf jeden Fall wert. Ohne Vergebung werden Sie die Belastungen weiter mit sich herumschleppen und sich im wahrsten Sinne des Wortes weiter belasten, *mit der Last.*

Der oder diejenigen, die Ihnen diese psychisch und physisch belastenden Probleme angetan haben, sind vielleicht schon tot oder können oder wollen sich nicht mehr daran erinnern, was sie Ihnen angetan haben. Es macht daher auch keinen Sinn, mit ihnen darüber zu sprechen.

Wie gesagt: Die wirklich einzige Möglichkeit ist zu verzeihen und zu vergeben, auch Verstorbenen kann man noch verzeihen und vergeben!

Hypnose

Hypnose kann bei so manchen Beschwerden Linderung bringen, wie zum Beispiel bei chronischen Schmerzen, Magen-Darm-Erkrankungen, Neurodermitis, Atemwegserkrankungen, Suchtproblemen.

Psychische Belastungsprobleme und so manch andere Probleme kann man durch Hypnose recht gut in den Griff bekommen.

Das Wichtigste ist, dass man dem Hypnotiseur vertrauen kann. Man muss wissen, dass man sich in gewisser Weise dem Hypnotiseur ganz und gar ausliefert.

Im Internet kann man sich gut über Hypnose, Hypnotiseure und ihre Verfahrensweisen informieren: Um sichergehen zu können, dass der Hypnotiseur seriös arbeitet, kann man sich auch an seine Krankenkassen oder seinen Hausarzt wenden, um seriöse Hypnotiseure zu finden.

Mentales Training

Mentales Training hilft der Gesundheit.

Entfernen Sie die aufkommenden negativen Gedanken, lassen Sie sich nicht von der Vergangenheit bremsen, lassen Sie die Vergangenheit hinter sich, indem Sie schlechte Erfahrungen nicht verdrängen, sondern als Erfahrung positiv betrachten, denn diese Erfahrungen sind ein Teil von Ihnen selbst.

Lernen Sie den Menschen zu verzeihen und zu vergeben, durch die Sie die schlechten Erfahrungen gemacht haben.

Wie schon erwähnt, nur durch Vergebung befreien Sie sich *selbst* von Groll und Hass, der nur *Ihnen* schadet und nicht demjenigen, dem Sie grollen oder den Sie hassen.

Oft sind es auch Dinge, die man nicht zur vollen Zufriedenheit erledigt hat, oder auch Versäumtes kann belastend sein.

Sagen Sie sich: Ich habe mein Bestes gegeben, ich war damals noch nicht in der Lage, es so zu erledigen, »wie ich es gerne erledigt hätte«.

Nur wenn Sie sich selbst verzeihen, können Ihnen auch andere verzeihen, wenn es etwas zu verzeihen gibt.

Viele Menschen engen sich durch Gedanken ein, die sie entweder selbst über sich denken oder die durch negative Äußerungen anderer zur gedanklichen Belastung wurden.

Ich ertrage den Nachbarn nicht mehr.

Ich verdiene nicht genug Geld.

Ich bin unbedeutend, keiner schätzt, was ich mache.

Niemand kennt mich.

Ich bin nicht gut genug.

Ich muss abnehmen.

Keiner liebt mich.

Ich sehe nicht gut aus.

Und so weiter.

Drehen Sie Ihre negativen Gedanken um und denken Sie sich positive Gedanken aus, das entlastet Körper und Seele.

Ich habe einen gesunden, schlanken, gut aussehenden Körper, und glauben Sie auch daran, dass Sie einen gesunden, schlanken Körper verdient haben, wenn Sie das nicht selbst glauben, werden Sie mit keiner Diät und keiner sportlicher Betätigung einen gesunden, schlanken Körper bekommen.

Positive Gedankenmuster:

Ich schätze all mein Tun.
Ich vertraue darauf, dass mein Leben gut ist.
Ich erfahre überall Liebe, wohin ich komme.
Und so weiter.

Alle Maßnahmen, die wir ergreifen, müssen positiv geprägt sein, um zum Erfolg zu führen.

Meditation

Meditation ist die Verbindung mit der inneren Kraft.

Es ist noch nicht lange her, dass Meditierende als Sektierer angesehen wurden.

Heute beschäftigen sich Wissenschaftler und Mediziner damit, um hinter das Geheimnis der Meditation und der positiven Wirkung auf den Körper und die Seele zu kommen.

Wer meditiert, stärkt seine Gesundheit und seine Sozialkompetenz.

Meditation ist eine wunderbare Art, das Bewusstsein zu erweitern und das verborgene Wissen an die Oberfläche zu bringen.

Sie können durch Meditation Probleme, die in der Tiefe Ihres Bewusstseins ruhen, an die Oberfläche holen.

Wenn wir Probleme mit Familienangehörigen, Nachbarn, Arbeitskollegen haben, kann ein gezieltes Meditieren hilfreich sein.

Albert Einstein soll einmal gesagt haben: *»Eine neue Art von Denken ist notwendig, wenn die Menschheit überleben will.«*

Vielleicht hat das auch etwas mit Bewusstseinserweiterung zu tun.

Meditation kann zu Hause durchgeführt werden, sowohl im Stehen, im Sitzen wie im Liegen. Somit kann jeder nach seinen Möglichkeiten und Bedürfnissen meditieren.

Achtsamkeit, Liebe und Wertschätzung, für sich selbst und andere Menschen, sowie Wertschätzung, Achtsamkeit im Umgang mit der Natur und der Erde können durch Meditation erlernt werden und den Frieden in unserem Herzen stärken.

Durch die meditativen Bewegungen und Gedanken bringen wir unsere fließende Energie wieder ins Gleichgewicht.

Wir finden durch die Meditation wieder zu uns selbst, zu unseren Stärken und Schwächen, um weder von außen getrieben, noch von ihnen blockiert zu werden.

Durch Meditation lernt man, im Fluss der ganzheitlichen Lebensenergie zu leben; dazu gehören zielgerichtete und fließende Bewegungen, bewusstes Atmen, und positiv in sich hineinhören.

Viele verblüffende Heilerfolge wurden schon durch Meditation gemacht. Meditation baut negative Stimmungen sowie negative Handlungen ab.

Zum Erlernen der Meditation gibt es viele gute Bücher und CDs. Auch in Volkshochschulen werden Meditationskurse angeboten.

Waldbaden

Das Waldbaden hört sich erst einmal eigentümlich an. Das Waldbaden kam aus Japan zu uns nach Europa, in Japan ist das Waldbaden als Therapie bereits anerkannt.

Der Wald ist nicht nur eine Oase der guten Luft und der Ruhe, auch die ganze Atmosphäre des Waldes wirkt beruhigend, wohltuend und entspannend auf uns Menschen.

Der typische Waldgeruch entsteht durch die sogenannten Terpene, das sind Pflanzenstoffe, die vor allem die Nadelbäume an die Umgebungsluft abgeben. Diese Stoffe wirken positiv auf unsere Psyche und auf unser Immunsystem.

Auf jeden Fall ist bekannt, dass Menschen, die sich oft im Wald aufhalten, meist gesünder sind, es vermehren sich anscheinend die sogenannten Killerzellen (Abwehrzellen) im Körper.

Da wir uns durch unsere moderne Lebensweise zu sehr von der Natur und unserem Ursprung entfernt haben, sind die vielfältigen negativen Auswirkungen auf unsere Psyche, unseren Geist und unseren Körper nicht zu unterschätzen.

Es scheint sogar ein Natur-Defizit-Symptom zu geben.

Zum Waldbaden braucht man keine Anleitung, man geht einfach in Ruhe durch den Wald, atmet tief ein und aus, konzentriert sich auf die vielen verschiedenen Farben, lauscht dem Rauschen der Bäume, auf das Zwitschern der Vögel. Diese positive Geräuschkulisse wirkt auf unseren gesamten Körper entspannend und macht glücklich.

Die Natur ist die Kraftquelle, die uns immer kostenlos zur Verfügung steht.

Es liegt in unseren Genen, dass wir die Natur für einen gesunden Körper, einen gesunden Geist und eine gesunde Seele benötigen.

Ich erlebe immer wieder, dass ich nach einem langen Waldspaziergang in absoluter Hochstimmung und voll Tatendrang bin.

Man hat auch festgestellt, dass Menschen, die im Krankenhaus in einem Zimmer liegen, mit Blick auf Bäume oder Wald, schneller gesunden als Menschen, die diesen Ausblick nicht haben. Ja sogar ein Wandbild kann diesen positiven Effekt hervorrufen.

Diese Möglichkeit eignet sich gut, wenn man in der Stadt wohnt, ohne Aussicht auf Bäume oder Landschaft.

Wie heißt es so schön treffend: *»Der Arzt behandelt, die Natur heilt!«*

Wem Energie fehlt, lehnt sich einfach an einen Baum oder umarmt ihn. Auf diese Weise kann man die Energie des Baumes aufnehmen.

Bäume helfen uns auch bei einer spirituellen Erdung. Die Wurzeln der meisten Bäume reichen tief in das Erdreich hinein, sie sind direkt mit der unerschöpflichen Kraft-Quelle des Lebens verbunden.

Die Standfestigkeit und die tiefe Verwurzelung ist für eine gute Bodenhaftung auch für den Menschen wichtig, um die Ideen des Geistes umzusetzen und um den Stürmen des Lebens trotzen zu können.

Wenn wir geerdet sind, haben wir das Gefühl, ganz bei uns zu sein, sind entspannter, aufmerksamer, ausgeglichener und zufriedener.

Wir sehnen uns nach Ruhe, aber einfach nichts tun ist auch keine wirkliche Lösung; also gehen wir in die Natur und lassen die positiven Kräfte auf uns wirken.

In manchen früheren Kulturen wurden markante Bäume verehrt, denn die Menschen haben damals bereits die Kraft und Energiequellen der Bäume erkannt und für sich genutzt.

Atmen

Der Atem ist vor allem anderen unsere wichtigste Energiequelle, denn die Atemluft versorgt unseren Körper mit dem lebenswichtigen Sauerstoff.

Wer tief und bewusst atmet, lebt entspannter, ist vitaler und gesünder.

Durch die Bauchatmung am offenen Fenster oder im Freien in frischer Luft werden die Nerven beruhigt und eine Fülle von Energie strömt in unseren Körper.
Die heilende Wirkung durch richtiges Atmen wurde vor Jahren auch bei uns bekannt.

Zwischenzeitlich gibt es auch hier Atemkurse; meist werden sie von den Volkshochschulen angeboten, um wieder das richtige Atmen zu lernen.

Richtig atmen ist aber nur möglich, wenn die Bauchorgane frei von Beschwerden sind.

Luftbäder unterstützen auch die nicht zu unterschätzende Hautatmung.

Das Flacherwerden der Atmung kann man durch ein regelmäßiges Atemtraining verbessern.

In den asiatischen Ländern wird mehr Wert auf die richtige Atmung gelegt als bei uns.

Wer auf seine Atmung achtet und die richtige Technik lernt, wird erleben, wie der Körper entspannt, der Kopf frei wird und das Auf und Ab in ruhige Bahnen kommt.

Ohne Nahrung kann der Mensch einige Tage überleben, doch ohne Sauerstoff nur Minuten.

Atemübungen: 4 Minuten einatmen, 6 Minuten ausatmen.

Allergien

Rund 25 Millionen Menschen gibt es inzwischen in Deutschland, die unter einer Allergie leiden.

Warum ist das so?

Unter einer Allergie versteht man eine überschießende Reaktion des Immunsystems auf bestimmte körperfremde Substanzen.

Grundsätzlich kann jeder Stoff in unserer Umwelt zum Auslöser einer Allergie werden, Lebensmittel, pflanzliche Stoffe, Medikamente, kosmetische Produkte, Wasser, Luft sowie Kleidung, Putzmittel und anderes mehr.

Je belasteter unser Immunsystem ist, desto leichter und heftiger kann es zu einer allergischen Reaktion kommen.

Die Folgen einer Allergie können Heuschnupfen, Asthma, Neurodermitis, Migräne, Nesselsucht, Hautausschläge, Magen-Darm-Probleme, Kopfschmerzen, Depressionen, rheumatische Gelenkbeschwerden, Schuppenflechte, Infektanfälligkeit und andere sein.

In all diesen Fällen kann eine Darm-Sanierung positive Wirkung zeigen, im Darm ist der Sitz des größten Abwehrsystems des Körpers.

Pollenallergiker können sich in der Winterzeit impfen lassen, denn in der pollenarmen Zeit ist das Immunsystem weniger belastet.

Heuschnupfen verbessert sich oft auch durch eine Akupunktur oder durch die Einnahme von Pollenallergenen.

Bei einer Milbenallergie Bettwäsche ausgiebig lüften, Milben mögen keine frische Luft. Die Bettwäsche öfter bei 60° waschen, Teppiche und Fußböden häufig staubsaugen und andere Bodenbeläge häufig feucht wischen.

Diese einfachen Maßnahmen verbessern meist schon die allergischen Reaktionen.

Notfallvorsorge

Treffen Sie frühzeitig Vorsorge, bevor es zum Ernstfall/Notfall kommt.

Setzen Sie mit denjenigen, die im Ernstfall sich um Ihre Finanzen, Haus, Wohnung, Tiere kümmern sollen, einen Vertrag auf, damit Ihre persönlichen Angelegenheiten nicht in fremde Hände geraten.

Wer sich frühzeitig mit seinen Wünschen und Bedürfnissen auseinandersetzt, durch Verfügungen und Vollmachten, medizinische und finanzielle Regelungen festschreibt und immer wieder auf den neuen Stand bringt, verhindert, dass im Ernstfall fremde Menschen seine Angelegenheiten regeln.

Diese Formulare für die entsprechenden Vorsorgevollmachten sind bei den Verbraucherzentralen, im Internet oder bei einem Notar erhältlich.

Auch die frühzeitige Vorsorge für andere Notfälle ist absolut sinnvoll!

Zum Beispiel: Feuerlöscher, Rauchmelder in der Wohnung sind eine gute Investition. Im Brandfall kann ein Brandherd schnell gelöscht werden, solange es sich noch um ein kleines Feuer handelt, ansonsten muss sofort die Feuerwehr informiert und sich sofort aus der Gefahrenzone gebracht werden, bevor die Rauchentwicklung eine Rettung unmöglich macht. Türen und Fenster müssen geschlossen bleiben, damit das Feuer nicht zusätzlich durch Sauerstoffzufuhr angefacht wird. Ist kein Feuerlöscher vorhanden, kann auch eine dicke Wolldecke über das Feuer geworfen werden, mit der man ein kleines Feuer ersticken kann.

Niemals selbst Feuer in Räumen mit Wasser löschen.

Alle wichtigen Telefonnummern und wichtige Dokumente sollten immer so aufbewahrt werden, dass sie leicht zu erreichen sind. Dokumente können auch in einem Bankschließfach verwahrt werden. Kopierte und beglaubigte Exemplare kann man auch bei Verwandten unterbringen, um einem eventuellen Verlust vorzubeugen.

Wer in einem Erdbeben- oder Hochwassergefahrengebiet wohnt, sollte sich um Sandsäcke oder um Vorrichtungen zur Abdichtung von Fenstern und Türen kümmern, Hausdächer können so gesichert werden, dass sie bei einem Orkan nicht so leicht abgehoben werden können.

Eine Bevorratung von Lebensmitteln und notwendigen Medikamenten macht ebenfalls Sinn.

Falls in der Nähe des Hauses Bäume stehen, sollten die Bäume von Zeit zu Zeit auf ihre Standfestigkeit geprüft werden.

Oft wird auch vorgeschlagen, ein Notfallpaket bereit-
zuhalten.

Bei gesundheitlichen Problemen gibt es eine Viel-
zahl an Sicherheitssystemen, mit denen eine schnelle
Hilfe möglich ist; diese gibt es für das Handgelenk,
als Brosche oder Halssender.

Haustelefone, mit denen eine Verbindung zu einer
Notfallzentrale hergestellt werden kann, gibt es von
den Wohlfahrtsverbänden, dort kann man auch einen Haus- oder Wohnungsschlüssel hinterlegen, damit der Zugang zur Wohnung im Notfall möglich ist.
  Durch diese Maßnahme können auch die Angehörigen entlastet werden, vor allem dann, wenn sie weit
entfernt wohnen.

Stress

Kurzfristig stark überfordert zu sein, kann zu Stress führen; dieser Stress ist nicht problematisch, wenn der Stresszustand jedoch längere Zeit anhält, kann Stress krank machen.

Viele Menschen, meist die jüngeren, fühlen sich heute laufend gestresst, allerdings empfinden auch ältere Menschen, dass sie oft Stress ausgesetzt sind, sei es, dass sie in einer Umgebung wohnen, die sehr laut ist, denn auch permanenter Auto- und Flugzeuglärm führen zu Stress.

Hier hilft nur, etwas gelassener mit den Stressfaktoren umgehen zu lernen, sich immer wieder aus der Stresszone zu befreien, zum Beispiel durch einen Spaziergang im Wald, Feld oder Park, autogenes Training, progressive Muskelentspannung, schöne Musik kann Lärm übertönen, Ohrstöpsel eignen sich gut, um Lärm abzumildern – alle diese Maßnahmen können helfen, die Lärmbelästigung zu reduzieren.

Manchmal gibt es auch Stress mit Hausbewohnern, Nachbarn, Versicherungen, mit Dienstleistern usw. Bevor man sich lange stressen lässt, ist es besser, sich frühzeitig Hilfe zu holen, die zu verschiedenen Problemen durch die Verbraucherzentralen angeboten werden.

Durch Stress kann es zu Nervenflattern, Konzentrations- und Schlafstörungen kommen, die Nerven liegen blank und die Stimmung ist laufend auf einem Tiefpunkt.

Bei Stress steigt der Cortisolspiegel, durch Entspannung sinkt er jedoch wieder.

Wissenschaftler haben herausgefunden, dass Stress sogar das Wachstum von Krebszellen anregen kann, da Stress das Immunsystem schwächt.

Natürlich spielt, wie in allen Bereichen des Lebens, die Ernährung eine wichtige Rolle. Vitamine, allen voran die B-Gruppe, unterstützen die Nervenfunktionen, um gelassener und ruhiger zu werden.

Stress schlägt auch auf den Magen und beeinflusst unseren Darm negativ, eine pflanzliche Ernährung regt die Produktion von kurzkettigen Fettsäuren an, die den Stress mindern.

Es gibt auch Tees mit beruhigender Wirkung.

Die Anwendung der bereits schon oft erwähnten Klopfmethode eignet sich besonders gut bei Stress.

Pflegebedürftig

Was ist, wenn man pflegebedürftig wird?

Wenn der Partner pflegebedürftig wird, ist das eine große Belastung, die oft so weit führt, dass der zu Pflegende in eine Pflegeeinrichtung gegeben werden muss.

Pflege in den eigenen vier Wänden, von den Angehörigen, ist wünschenswert, leider ist das in unserer heutigen Gesellschaftsform meist nicht mehr möglich, da die Generationen nicht mehr unter einem Dach leben.

Wird der zu Pflegende jedoch in der Familie gepflegt, ist das meist sehr zeitaufwendig und verlangt viel Engagement.

Oft werden die Fehler begangen, dass dem zu pflegenden Angehörigen eine Rundumversorgung gewährt wird, ohne den zu Pflegenden in seinen Möglichkeiten zur Mithilfe zu ermuntern.

Schon oft haben diese Menschen sich bei mir über ihre zu pflegenden Angehörigen beklagt, weil der zu Pflegende alles als selbstverständlich betrachtet. Es gibt keinen Dank, keine Mithilfe, um die Pflege zu erleichtern.

Ich kann nur immer wieder raten, verwöhnen Sie den zu Pflegenden nicht und verlangen Sie Mithilfe, sofern diese möglich ist.

Dankbarkeit und Mithilfe sollten selbstverständlich sein und es ist Ihr gutes Recht, sie auch zu verlangen, denn die Pflege sollte nicht zum Zusammenbruch des Pflegers/der Pflegerin führen.

Auch wenn es bei der Hochzeit heißt: *»In guten wie in schlechten Zeiten, bis der Tod euch scheidet«*, kann es sinnvoll sein, einen Angehörigen in ein Pflegeheim zu geben, bevor die Pflege den Pfleger/die Pflegerin selbst zum Pflegefall werden lässt.

Wohnung

Wohnen im Alter setzt andere Kriterien voraus als wohnen in jungen Jahren.

Das schlechtere Sehvermögen, die zunehmende Unsicherheit und die körperlichen Gebrechen, die auftreten können, müssen berücksichtigt werden; außerdem verbringt ein älterer Mensch meist mehr Zeit in seiner Wohnung als ein junger Mensch.

Eine klar strukturierte Wohnung, die nicht mit Möbeln und sonstigen Dingen überladen ist, lässt sich leichter und bequemer reinigen.

Viele Dinge, die wir besitzen, die sehr schön und auch mit so mancher Erinnerung verbunden sind, sind jedoch für das Wohlbefinden nicht immer zuträglich.

Es ist zu bedenken, dass dunkle überladene Räume bedrücken und depressiv machen können; man wird blockiert und kann sich nicht ungehindert bewegen.

Auftritte und Leitern müssen einen sicheren Stand haben. Schuhe müssen den Füßen einen sicheren Halt geben.

Ist die Wohnung jedoch freundlich und hell, alle Laufwege frei zugänglich, alles gut beleuchtet, macht das freier, zufriedener, und die Sturzgefahr wird gemindert.

Manche Menschen können nicht loslassen und nichts wegwerfen, sie glauben, alles irgendwann noch einmal zu benötigen, und schauen dabei oft zu, wie so manches mit der Zeit unbrauchbar wird, bis es irgendwann für niemanden mehr zu gebrauchen ist.

Kleidung, die jahrelang nicht mehr getragen wurde, verliert ihre Fasson, so dass man sie auch nicht mehr anziehen kann.

Das Verhalten des *nicht Wegwerfens* zeugt von Unsicherheit und Ängstlichkeit! Wer in diesem Muster verharrt, wird immer das Gefühl von Mangel in sich tragen.

In meinen Augen ist es wichtig, sich um diese Dinge zu kümmern, solange man die Entscheidung noch selbst treffen kann; später landen alle die schönen und geliebten Sachen meist in einem Container.

Ich habe das schon zweimal miterleben müssen; es hat mich jedes Mal sehr betroffen gemacht, wenn ich mit anschauen musste, wie viele schöne Dinge und Möbel im Container landeten, weil einfach keine Zeit war, sich darum zu kümmern, um anders zu verfahren.

Diese Erlebnisse haben mich veranlasst, meine Wohnung nach Gegenständen zu durchforsten, die ich nicht mehr in Gebrauch hatte, oder Kleidung, die ich schon lange nicht mehr getragen habe, zu entsorgen. Siehe da, es kam einiges zusammmen. Ich empfand das Aussortieren und das Trennen von so manchen Dingen als sehr befreiend. Ich sortiere nun von Zeit zu Zeit immer wieder aus, was ich nicht mehr benötige.

Nebenbei mache ich damit so manchen Menschen eine Freude. Meist stelle ich die Sachen vor das Haus, mit dem Hinweis: *»Zum Mitnehmen«*. Nach kurzer Zeit ist immer alles weg.

Paracelsus hat schon vor über 5000 Jahren gesagt: *Jede Krankheit und jedes Symptom sei einer bestimmten Umgebung zuzuordnen.*

Schauen wir unsere nächste Umgebung an, nämlich die Wohnung, das Haus, den Garten, wie wirkt alles auf unsere Psyche, wie wirkt alles auf unseren Körper und unsere Seele.

Die Wohnung, das Haus, der Garten sollten ein Ort der Ruhe, des Rückzugs, der Entspannung, der Zufriedenheit, der Zuversicht, der Geborgenheit und Wärme sein.

Das kann eine vollgestellte Wohnung oder ein Haus, ein Garten voll Gerümpel nicht leisten.

Alles, was man für das tägliche Leben benötigt, sollte so untergebracht sein, dass alles gut und einfach, ohne große Mühe und Hindernisse, erreicht werden kann. Der Garten kann so gestaltet werden, dass alles leicht zu handhaben ist.

Eigentlich sollten Jung und Alt wieder gemeinschaftlich unter einem Dach wohnen – alle könnten voneinander profitieren –, durch das Miteinander in Mehrgenerationenhäusern könnten junge Menschen viel von den älteren Mitbewohnern lernen und umgekehrt.

Die älteren Menschen hätten auch die Möglichkeit, sich mit den Themen der Jugend auseinanderzusetzen, um diese auch besser verstehen zu können.

Haustiere

Tiere können nützlich sein, Tiere können uns aus einer Vereinsamung holen, Tiere können Gesundheit und Wohlbefinden positiv beeinflussen; das Tier sollte jedoch zu einem passen.

Manche Menschen mögen keine Hunde, andere wiederum haben keinen Bezug zu Katzen, Vögeln usw.

Egal welches Tier man sich in den Haushalt holt, bedenken sollte man das Für und Wider, und von Emotionen sollte man sich schon gar nicht leiten lassen.

Ein Tier hat Ansprüche, denen man gerecht werden muss, sei es, dass der Hund auch bei stürmischem, kaltem, regnerischem Wetter ausgeführt werden muss. Ein Hund braucht Bewegung und Beschäftigung, ein Hund braucht auch Platz in der Wohnung. Die zusätzlichen Kosten müssen ebenso genau berücksichtigt werden.

Eine Katze ist da schon etwas unproblematischer, die braucht keine Haftpflichtversicherung und das Gassigehen fällt ebenfalls weg; aber auch Katzen haben Ansprüche wie: Katzenklo, Katzenbaum, Pflege usw.

Ein Vogel sollte nicht alleine gehalten werden, daher benötigt man schon einen recht großen Käfig, um den Vögeln die nötige Bewegungsfreiheit zu gewähren.

Von exotischen Tieren ist im Grunde abzuraten, die Haltung ist schwierig, teuer und aufwendig; viele unterliegen auch dem Artenschutzgesetz.

Wer gerne auf Reisen geht, sollte sich das Anschaffen eines Haustieres auch aus diesem Grund besonders gut überlegen.

Wer Tiere liebt, aber sich selbst keine halten kann oder möchte, kann sich ehrenamtlich beim Tierschutzverein einbringen oder im Tierheim tätig werden.

In manchen Städten gibt es bereits Katzen-Cafés, wo man sich ungezwungen Katzen nähern kann.

Die Idee des Katzencafés kam aus Österreich zu uns nach Deutschland.

So manch einer geht in das Café, um Stress abzubauen und zu entspannen.

Nachbarschaft

Nachbarschaft mit Kindern wie: Kindergarten, Spielplatz, Schule.

Viele ältere Menschen haben Probleme mit Kinderlärm. Kinderlärm gehört jedoch zu unserem Leben. Lärm von Tieren wie Gänsen, Hühnern, Kühen gehört ebenso dazu.

Wer sich gegen den Kinderlärm stellt und dadurch in Rage bringen lässt, hat kein glückliches Leben.

Erstaunlich ist, dass Straßenlärm besser toleriert wird als Kinderlärm.

Jeder war einmal Kind und die meisten hatten auch selbst Kinder und waren dem Lärm gegenüber tolerant. Sie hätten sich wahrscheinlich mit jedem angelegt, der ihren Kindern das Lärmen und Spielen verboten hätte.

Was bringt manche ältere Menschen dazu, sich so gegen Kinderlärm aufzulehnen?

Je älter Menschen sind, desto ruhebedürftiger werden sie. Unruhe und Lärm bringt so manches durcheinander und dann noch der Ball im Garten, zwischen den Rosen, ein Unding.

Meiner Erfahrung nach wäre Kinderlärm auch von älteren Menschen leichter zu tolerieren, wenn sie auf die Kinder zugingen, den Ball, der im Garten gelandet ist, mit Freude wieder zurückwerfen oder einfach mal mit den Kindern Ball spielen.

Bewundern Sie einfach mal das Spiel und die Bewegung der Kinder. Kinder haben ein Verlangen nach Bewegung, Lachen und Kommunikation, das hält gesund, macht nicht nur körperlich, sondern auch geistig fit.

Kinder, die immer nur zu Hause vor dem Fernsehgerät sitzen, werden träge, fettleibig und stumpf, ihre soziale Kompetenz verkümmert.

Wollen Sie das?

Wir brauchen gesunde und intelligente Kinder, die fit sind. Kinder sind unsere Zukunft. Kinder halten unser Land am Leben. Kinder sind irgendwann auch Steuerzahler und rentenversichert; ohne Kinder wären die Renten nicht gesichert.

Natürlich ist es besonders heutzutage recht schwer, mit den Kindern den richtigen Ton und Zugang zu finden, doch wer sich nicht darum bemüht, wird weiter Probleme mit dem Kinderlärm haben.

Wenn Sie zur Mittagszeit Ruhe für einen Mittagsschlaf benötigen, kann das entweder unmissver-

ständlich den Kindern gesagt werden; auch Ohrstöpsel können eine Lösung sein.

Spielen hält jung, besonders das Spielen mit Kindern.
Kinder sind begeistert, wenn Oma und Opa mit ihnen spielen, das ist nämlich etwas ganz anderes als
mit Mama und Papa. Oma und Opa stellen keine
so hohen Ansprüche und geben auch gerne einmal
nach, wenn es ums Gewinnen geht.

Spielen kann man in jedem Alter und mit jeder Be-
hinderung, spielen fördert die geistige Beweglichkeit.

Spielerisch lernen macht Freude und hilft bei der
Verständigung zwischen Alt und Jung.
    Manchmal sind es die Nachbarn, die einem laufend
Probleme bereiten, weil sie immer wieder zu laut sind,
sie einen in der Bewegungsfreiheit stören, weil sie
sich respektlos verhalten usw. In solchen Fällen hilft
nur das Gespräch und klare Ansagen, doch manche
Menschen sind leider auch dagegen resistent.

In so einem Fall ist es das Beste, wenn man sich an
eine Schlichtungsperson wendet, die wertfrei diese
Probleme mit allen Beteiligten verhandelt, um zu
einem positiven Ergebnis zu kommen.
    Laufende Streitigkeiten können krank, depressiv
und einsam machen.

Altersheim/Pflegeheim

Die eigenen vier Wände sind meist dem Pflege- oder Altersheim vorzuziehen.

Ist die eigene Wohnung oder das Haus nicht altersgerecht, dass die täglichen Abläufe nicht mehr alleine bewältigt werden können, ist eine Wohngemeinschaft eine gute Alternative zum Altersheim oder zum betreuten Wohnen.

In manchen Kommunen gibt es bereits schon geeignete Wohngemeinschaften.

Die Menschen helfen sich, ihren Möglichkeiten entsprechend, gegenseitig.

Auch andere Modelle sind denkbar.

Man kann sich auch eine Haushaltshilfe oder eine Pflegehilfe ins Haus holen, doch diese Option ist fraglich, ob man damit das Richtige tut.

Gut ist es, wenn man sich frühzeitig darum kümmert und überlegt, wie man im Alter leben will, wenn der Fall eintreten sollte, dass man alleine nicht mehr zurechtkommt.

Auf jeden Fall sind diese Formen des Zusammenlebens im Alter günstiger als ein Alters- oder Pflegeheim.

Wer frühzeitig selbst aktiv wird und selbst eine Alters-WG gründet, hat es auch in der Hand, mit wem er zusammenlebt.

Wer in einer Großstadt ein Haus oder eine Wohnung besitzt, die den Bedürfnissen des Alters nicht mehr gerecht wird, hat die Möglichkeit, auf dem Land ein Haus zu erwerben, das er mit dem Verkaufserlös altersgerecht und energetisch sinnvoll umgestalten lassen kann; damit verschafft man sich die Möglichkeit, so lange wie möglich oder sogar für immer in den eigenen vier Wänden wohnen bleiben zu können.

Auf dem Land, mit ausreichender Infrastruktur, denke ich, lebt es sich im Alter entspannter.

Hier funktioniert auch oft noch die Nachbarschaftshilfe und die Gefahr zu vereinsamen ist nicht so groß wie in einer Stadt.

Sicherheit

Im Alter spielt Sicherheit eine immer größere Rolle. So mancher Kriminelle setzt seine kriminelle Energie auf ältere Menschen an, weil davon ausgegangen wird, dass ältere Menschen leichter hinters Licht zu führen sind, körperlich nicht mehr so fit und manchmal auch vertrauensseliger sind.

Wer sich im Alter zurückzieht und nur noch seine Wehwehchen und Sorgen im Kopf hat, die Außenwelt ignoriert, kann leichter zum Opfer von Missbrauch und Ausnutzung werden.

Sorgen Sie frühzeitig für Sicherheit in der Wohnung oder im Haus. Jede Polizeidienststelle gibt Tipps und Anregungen zur Verbesserung der Sicherheit.

Das Veröffentlichen der Telefonnummer im Telefonbuch halte ich für ein Sicherheitsrisiko. Auch der sonstige Umgang mit den eigenen Daten sollte möglichst keine Sicherheitslücken aufweisen, denn schnell können sie heutzutage missbräuchlich verwendet werden.

Eine Tante von mir hat sich sogar ein Postfach gemietet, weil sie meinte, es braucht nicht jeder ihre Adresse zu kennen.

Wenn Sie spazieren gehen, können Sie entweder einen Stockschirm oder einen Walkingstock mit sich führen. Im Notfall könnten Sie sich damit zur Wehr setzen.

Wenn Sie außer Haus gehen, nehmen Sie nur so viel Geld mit, wie Sie unbedingt benötigen, und achten Sie beim Geldabheben darauf, dass Sie nicht beobachtet werden, und heben Sie auf keinen Fall auf einmal hohe Geldsummen ab.

Auch im Alter kann man noch einen Selbstverteidigungskurs besuchen, um im Notfall das Richtige zu tun.

Als junger Mensch habe ich einmal den Satz gehört: *»Wer sich benimmt wie ein Opfer, wird ein Opfer.«* Wer ängstlich, gebückt und unsicher daherkommt, setzt sich dem Risiko aus, ein Opfer zu werden.

Sollten Sie körperliche Probleme haben, lassen Sie sich, wenn möglich, begleiten. Vermeiden Sie allerdings, hinter jeder Ecke einen potentiellen Verbrecher zu vermuten oder jeden Menschen dafür zu halten, solche Gedanken sind schädlich und verstärken die Unsicherheit.

Lassen Sie nicht jeden Menschen ohne weiteres in Ihre Wohnung oder Ihr Haus, scheuen Sie sich nicht, genau zu prüfen, ob eine Berechtigung vorliegt. Städtische Beamte besitzen einen Ausweis und andere, wie zum Beispiel der Schornsteinfeger, melden sich immer vorher an.

Auch Auskünfte am Telefon sollten sehr sorgfältig bedacht werden. Wenn Sie nicht sicher sind, bitten Sie um die Telefonnummer, damit Sie zurückrufen können.

Die sogenannten Enkeltricks und falsche Polizisten zeigen uns täglich, wie wichtig die richtigen Vorgehensweisen sind.

Zur Sicherheit gehören auch eine Notfallvorsorge und das richtige Handeln in Notsituationen.

Sprechen Sie auch mit Ihren Angehörigen, um nicht auf Ansagen und Aufforderungen hereinzufallen, die Betrüger an sie stellen.

Wie schon im Kapitel Wohnen erwähnt, können wichtige Dokumente und Wertsachen in einem Bankschließfach deponiert werden.

Sauna/Dampfbad

Ein altes Sprichwort der Finnen sagt: *»Wer selbstständig zur Sauna gehen kann, kann auch hineingehen.«*

Allerdings sehe ich das etwas anders. Im Alter sollte man mit dem Saunieren etwas vorsichtiger sein und am besten zuvor seinen Arzt befragen.

Ansonsten ist das Saunieren sowie das Dampfbaden eine sehr gute Sache. Regelmäßiges Saunieren/Dampfbaden stärkt das Immunsystem, entgiftet den Körper über den Schweiß, stärkt die Herzfrequenz. Das Saunieren/Dampfbaden hat die gleiche Wirkung wie ein Herz-Kreislauf-Training.

Mit häufigem Saunieren und Dampfbaden kann man einen zu hohen Blutdruck senken, dem Herzinfarktrisiko sowie einem plötzlichen Herztod vorbeugen.

Krankheitserreger in den Atemwegen werden durch die bessere Durchblutung wirksam bekämpft.

Haut und Bindegewebe profitieren von regelmäßigen Sauna- und Dampfbadegängen, ebenso verbessern sich die Stimmung und das Wohlbefinden.

Wie bei allem, sollte auch das Saunieren/Dampfbaden nicht übertrieben werden. Zu langes und zu heißes Saunieren kann besonders für ältere Menschen gefährlich werden. 15 Minuten Saunagang und mindestens 15 Minuten danach ruhen sind beim Saunieren zu beachten, zwischendurch etwas trinken, um den Kreislauf stabil zu halten, dies bewirkt ein positives Körpergefühl nach dem Saunieren.

Das Dampfbad ist weniger heiß, zwischen 45° und 55°. Der Vorteil beim Dampfbaden ist die hohe Luftfeuchtigkeit, sie hält die Schleimhäute feucht.

Vor allem im Winter kann das regelmäßige Saunieren vor einer Erkältung schützen.

Bei einer Erkältung oder eitrigen Erkrankung und dergleichen ist das Saunieren oder Dampfbaden zu unterlassen, da der Körper nicht noch zusätzlich durch das Saunieren/Dampfbaden belastet werden darf.

Ruhestand

Ruhestand klingt für viele Menschen auf den ersten Blick verlockend.

Nicht mehr jeden Morgen zur Arbeit gehen zu müssen, nicht mehr morgens im Stau stehen zu müssen und Tag für Tag dem Arbeitsalltag ausgesetzt zu sein.

Viele vergessen, dass man nicht einfach einen Schalter umlegen kann und dann ist alles im Lot.

Ruhestand bedeutet nicht nur, morgens länger schlafen zu können. Ruhestand bedeutet, dem Tag einen Sinn zu geben, sonst ereilen einen leicht physische und psychische Probleme.

Der Körper ist in den ersten Wochen noch an den Rhythmus des Arbeitsalltages gewöhnt.

Wer gerne gearbeitet hat, braucht dringend wieder eine sinnvolle Beschäftigung, eventuell ein Ehrenamt, Nachbarschaftshilfe und vieles mehr, auch wenn es nur für ein paar Stunden in der Woche ist, kann das eine Erfüllung sein sowie den Selbstwert steigern und den Alltag bereichern.

Dennoch sollte man seinen Ruhestand genießen, *»nicht mehr jeden Tag ins Arbeitsleben eingebunden zu sein«.*

Wer ein Hobby hat, das er auch im Alter ausüben kann, hat einen Vorteil; denn Hobbys halten jung und frisch.

Auch im Ruhestand sind Sie immer noch ein Teil der Gesellschaft. Sie sollten sich nicht selbst aufs Abstellgleis stellen.

Bewahren Sie Ihre Selbstständigkeit, bewahren Sie sich Ihre Gesundheit, Ihre Neugier, Ihre Beweglichkeit, bewahren Sie sich Ihr Mitspracherecht, lassen Sie sich nicht mundtot machen.

Reisen ist eine beliebte Beschäftigung im Ruhestand, doch Reisen bringen nicht immer die gewünschte Erfüllung.

Hobby

Hobbys sind nicht nur Zeitvertreib, Hobbys stärken den Körper, die Beweglichkeit, das Kognitive, die Freude am Leben, je nachdem, welches Hobby ausgeübt wird.

Je früher jemand mit einem Hobby beginnt, desto leichter hat er es im Alter – wenn das Berufsleben einen nicht mehr fordert –, diese Lücke auszufüllen.

Wie schon im Kapitel Ruhestand erwähnt, kann der Ausstieg aus dem Arbeitsleben sowohl physisch oder auch psychisch belastend sein; es ist eine enorme Umstellung vom Berufsalltag in den Privatalltag.

Nicht selten fallen Menschen dann in ein Loch, sie werden krank, unzufrieden, mürrisch, kleinlich und so weiter, oft leidet auch die Partnerschaft darunter.

Um erst gar nicht in so eine Situation zu kommen, ist die frühzeitige Vorbereitung auf den Ruhestand eine nicht zu unterschätzende Maßnahme.

Wer sich absolut nicht für ein Hobby entscheiden kann oder auch keinen Sinn dahinter sieht, dem stehen in den Volkshochschulen viele Möglichkeiten zur Betätigung offen.

Gartenarbeit kann zu einem Hobby werden, auch wenn man selbst keinen Garten hat. In manchen Kommunen gibt es die Möglichkeit des gemeinsamen Gärtnerns, das bringt nicht nur Freude, im Zusammensein mit anderen gleichgesinnten Menschen, es erhält auch die Gesundheit durch Bewegung an der frischen Luft.

Das selbst gezogene Gemüse schmeckt besonders gut und ist nicht mit Pestiziden oder durch Überdüngung belastet.

Zeit

Wo bleibt die Zeit?!

Je schnelllebiger alles verläuft, desto weniger Zeit bleibt uns zum Leben. Obwohl wir heute viel mehr Zeit – Lebenszeit – haben, wird der Zeitmangel *gefühlt* immer größer.

Wir erledigen alles immer hektischer, weil uns vermeintlich keine Zeit bleibt. Wir bewegen uns in Windeseile von einem Ort zum anderen.

Wir sind mit der Familie, mit Freunden zusammen; statt dass wir das Zusammensein genießen, verplanen wir bereits schon wieder unsere Zeit.

Wenn wir laufend unsere Zeit verplanen, erscheinen uns die Zeitfenster immer kleiner zu werden.

Stattdessen sollten wir allem, was wir tun, genug Zeit geben und nicht schon, während das eine noch nicht erledigt ist, das andere bereits im Blickfeld und in Gedanken haben.

Wenn wir mit den Gedanken bei der Sache bleiben, geraten wir gedanklich nicht in Stress und können das, was wir gerade tun, mit einem positiven Gefühl und Hingabe erledigen. Dadurch entsteht nicht das Gefühl, dass einem die Zeit davoneilt.

Wer laufend sagt: *»Er habe keine Zeit«*, der hat auch keine Zeit zum Leben.

Wir haben nur ein Leben, und jede Sekunde, in der wir nicht in einem positiven Zeitgefühl verbringen, ist eine Sekunde, in der wir nicht wirklich gelebt haben.

Die wichtigste Zeit ist immer der momentane Augenblick.

Zeit ist Geld, Maschinen müssen laufen, um rentabel zu sein, die Menschen müssen arbeiten, um Geld zu verdienen – das ist auch richtig –, doch Schnelligkeit bringt nicht immer den gewünschten Erfolg.

Gute Arbeit kann nicht unter Zeitdruck geleistet werden.

Wie heißt es so treffend: *»Gut Ding will Weile haben.«* Wenn etwas gut werden soll, muss man sich Zeit dafür nehmen.

Unser Zeitgefühl hat auch etwas mit Ungeduld und Unzufriedenheit, Neid und Missgunst zu tun.
Heute will man auf nichts mehr verzichten, es muss alles verfügbar sein, man will auf nichts mehr lange warten. Die Dinge verlieren ihren Wert, es gibt auch keine Vorfreude mehr.

Wenn wir als Kinder auf Weihnachten gewartet haben, kam uns die Zeit sehr lange vor, die Vorfreude war bereits beglückend. Heute, wo unter dem Jahr immer wieder *Weihnachten* ist – will heißen, dass heute die Wünsche meist sofort erfüllt werden –, braucht man ja auch nicht mehr auf *Weihnachten* zu warten.

Unsere Lebenszeit ist es wert, sich ernsthaft darüber Gedanken zu machen, für was ich Zeit haben will.

Urlaub

Urlaub sollte vor allem im Alter vorausschauend geplant werden, Urlaub sollte Entspannung und Erholung bringen und nicht in Stress ausarten.

Das gemeinsame Erleben des Urlaubs mit dem Partner, der Familie oder Freunden steigert das Glücksgefühl, wenn man sich gemeinsam austauschen kann.

Übermäßige Kraftanstrengungen sind auch im Urlaub zu vermeiden, besonders dann, wenn man das ganze Jahr über so gut wie keinen körperlichen Belastungen ausgesetzt war.

Für Urlaubsbetätigungen eignen sich besonders Wandern, Schwimmen, Skifahren, Fahrradfahren und Tanzen.

Heutzutage ist es schick, in fremde exotische Länder zu reisen, mit langen Flugstunden, Zeitzonenverschiebungen und mit klimatischen Veränderungen.

Die Risiken, die mit so einem Urlaub verbunden sind, sind nicht zu unterschätzen, besonders dann, wenn man bereits mit gesundheitlichen Problemen belastet ist.

Selbst Krampfadern können, durch das stundenlange Sitzen im Flugzeug, Auto oder Bus, zu einem großen Problem werden. Auch die große Hitze, die einen am Urlaubsort erwartet, kann durch übermäßiges Schwitzen zu Mineralstoffmangel führen.

Ebenfalls fremde, ungewohnte Nahrung kann zu Durchfall führen, der wiederum einen Mineralstoffmangel nach sich ziehen kann.

Der Körper muss auch mit fremden Viren und Bakterien fertig werden, was im Alter nicht unbedingt so einfach gelingt.

Gemäßigte Klimazonen sind auf jeden Fall geeigneter, sich zu erholen, um gesund und fit den Urlaub zu erleben.

Falls Medikamente eingenommen werden müssen, sollten die Rationen mit auf die Reise gehen, ansonsten ist es ratsam, sich zuvor zu erkundigen, ob man am Urlaubsort die Medikamente zu kaufen bekommt, die man unbedingt benötigt.

Wie im Kapitel Venenprobleme erwähnt, ist das Tragen von Stützstrümpfen auf längeren Auto- oder Busfahrten sowie langen Flügen unbedingt als vorbeugende Maßnahme gegen Venenentzündung erforderlich.

Eine Venenentzündung kann sehr schnell eine Thrombose nach sich ziehen.

So mancher hat durch Nachlässigkeit eine Embolie davongetragen und das sogar mit dem Leben bezahlt, dadurch dass sich ein Thrombus (Blutgerinnsel) löste und wichtige Gefäße verschloss.

Kosmetik und Körperpflege

Auch im Alter kann und sollte man auf Körperhygiene und seine Erscheinung Wert legen.

Für das eigene Wohlbefinden und dass man von seinen Mitmenschen als angenehme Erscheinung wahrgenommen wird.
Viele ältere Menschen habe ich während meiner Dienst- und Arbeitsjahre erlebt, die sich aus Pflicht und Fürsorge für andere vernachlässigt haben.

Durch ihr Erscheinungsbild, durch ihre mangelnde körperliche Hygiene hatten sie eine abstoßende Wirkung auf mich.

Körperpflege und positives Erscheinungsbild muss nicht teuer sein, das muss auch nicht heißen, dass Designerkleidung erwartet wird oder man laufend in ein Kosmetikstudio gehen muss.

Schönheit strahlt auch von innen durch positive Gedanken, Freundlichkeit und Lachen, auch eine gesunde Lebensweise zeigt sich nach außen.

Rauchen, Alkohol und Drogen schaden nicht nur der Gesundheit, auch auf das äußere Erscheinungsbild wirkt sich dies negativ aus.

Wer ab und zu einen Wellnesstag einlegt, entspannt seinen Körper und Geist.

Dazu benötigt man nicht viel: eventuell eine Gesichtsmaske, die die Haut entspannt und pflegt, man kann sich damit in die Badewanne legen, mit mäßig warmem Wasser. Das zu heiße Baden ist für Herz, Kreislauf und Venen nicht ratsam.

Schaumbäder trocknen die Haut aus, Meersalz reinigt und entschlackt. Ein Bio-Duft wirkt positiv auf die Stimmung und kann je nach Duftrichtung auch Stress abbauen.

Bürstmassagen mit einer Körperbürste verbessern die Durchblutung der Haut, lösen Verhornungen und machen die Haut geschmeidiger.

Es gibt Dinge, die bekommt man nicht geschenkt, man muss sich die Zeit dafür nehmen und auch bemühen, um etwas Positives zu bewirken.

Wohltuendes an heißen Tagen

Um an heißen Tagen die Belastung des Kreislaufes und geschwollene Beine zu vermeiden, ist das Wassertreten ein probates Mittel.

Wassertreten kann man auch zu Hause; entweder lässt man etwas kaltes Wasser in die Duschwanne einlaufen oder man verwendet einen Eimer. Die Füße werden dann abwechselnd in den Eimer mit kaltem Wasser getaucht.

In einem Waschbecken kann man die Arme immer wieder zur Erfrischung ins kalte Wasser eintauchen. Beide Maßnahmen bringen den Kreislauf in Schwung und verhindern Hitzestau.

Für Aktivitäten im Freien wählt man am besten die kühlen Morgenstunden.

Bei starker Sonneneinstrahlung den Kopf zu bedecken und einen vernünftigen Hautschutz aufzutragen versteht sich von selbst.

Wer sich körperlich fit hält, verträgt die Sommerhitze besser.

Um Überlastungen zu vermeiden, sollte der Ruhepuls zwischen 70 und 90 Schlägen pro Minute liegen, bei Belastung 180 Schläge pro Minute minus Lebensalter.

Das Trinken von eiskalten Getränken ist keine Lösung, im Gegenteil, warme Getränke sind sogar besser; so paradox das klingt.

Sex im Alter

Über Sex im Alter wird nicht viel geredet; es entsteht der Eindruck, Sex im Alter gehört sich nicht.

Sex zu haben ist ganz natürlich, doch Sex im Alter ist nicht selbstverständlich.

Wechseljahre und Prostataprobleme, auch Medikamente nehmen oft die Lust am Sex.

Die meisten älteren Menschen haben nicht gelernt, über Sex zu reden. Männer reden noch seltener mit ihrer Partnerin über Sex und ihre Probleme, weil sie oft Angst haben, sich vor der Partnerin eingestehen zu müssen, dass es halt nicht mehr so richtig klappt.

Ein Gespräch würde hilfreich sein; solange das Problem nicht besprochen wird, weiß keiner, woran es wirklich liegt, und es kann auch nichts dagegen unternommen werden.

Manche Männer setzen sich unter Druck, weil sie meinen, man würde von ihnen erwarten, dass sie immer zum Sex bereit sind.

Erektionsprobleme tauchen nicht erst im Alter auf, ungefähr 22 % der Männer haben Erektionsschwierigkeiten.

In den meisten Fällen ist eine Arterienverkalkung die Hauptursache.

Die feinen Penis-Arterien verkalken früher als alle anderen Arterien.

Die Umstellung der Lebensweise auf gesunde, frische Nahrung sowie Verzicht auf Alkohol, Zigaretten, Drogen und Reduzierung des Übergewichtes, mehr Fitness durch Bewegung, alles das sind wichtige Voraussetzungen, um das Problem in den Griff zu bekommen.

Viagra ist keine Lösung.

Plagen Sie sich nicht mit Schuldgefühlen herum, die Ihre Partnerschaft und Ihr Wohlbefinden negativ beeinflussen. Gehen Sie das Problem an und schieben Sie es nicht hinaus, bis es keine Lösung mehr dafür gibt.

Durch den richtigen Ansatz und die richtige Behandlung kann das Problem gelöst werden, je früher, desto besser.

Musizieren – Singen

Unsere Stimme ist ein sehr geeignetes Instrument, das uns immer zur Verfügung steht.

Singen stärkt das Immunsystem, baut Stresshormone ab, verbessert die Lungenfunktion, stärkt das Zwerchfell. Durch Singen werden die Konzentration, die Leistungsfähigkeit und die Zufriedenheit gesteigert.

Ob zu Hause unter der Dusche oder in einem Chor, das ist unerheblich.

Singen hilft negative Gefühle und Gedanken zu vertreiben.

Das Hören von klassischer Musik entspannt die Muskulatur, Schmerzen werden durch Musik überdeckt, da der Hörnerv unmittelbar neben den Nerven für die Schmerzsignale verläuft.

Singen und Musizieren stärkt Geist und Körper und ist hilfreich gegen Depressionen.

Wie schon im Kapitel Glück erwähnt: Singen und Musizieren ist ein guter Weg, um glücklich zu werden.

»Wo man singt, da lass dich ruhig nieder, böse Menschen haben keine Lieder.«

Die Geselligkeit in einem Gesangsverein hilft gegen Vereinsamung.

Selbstständigkeit

Selbstständigkeit kann und sollte man sich bis ins hohe Alter erhalten, dies gilt für alle Bereiche des Lebens!

Anhänglichkeit macht schwach und angreifbar. Je länger man seine Angelegenheiten selbst regelt, desto besser.

Was einem an Hilfestellung angeboten wird, kann leicht dazu führen, ausgenutzt zu werden; wenn andere Entscheidungen treffen, die einem nichts nützen, sondern nur demjenigen, der die Entscheidungen für einen trifft.

Nicht selten wurde schon so mancher um sein Hab und Gut gebracht.

Auch Kinder nutzen manchmal Schwächen ihrer Eltern aus, meist wird das jedoch verdrängt, oder es wird einfach nicht wahrgenommen, dass sie eigentlich nicht in *ihrem* Sinne handeln.

Wer frühzeitig die richtigen Weichen stellt, kann bis ins hohe Alter seine Selbstständigkeit erhalten.
Wer neugierig und interessiert bleibt, Veränderungen mitmacht, sich einbringt in die Gesellschaft, landet nicht so leicht im Abseits und lässt sich auch kein X für ein U vormachen.

Familie

Familie ist im Grunde durch nichts zu ersetzen.

Dennoch gibt es Gründe, die Familie zu verlassen, wenn man feststellen muss, dass die Familie einem eigentlich nicht guttut.

Weil man zum Beispiel nur ausgenutzt wird, weil man sich jedoch auch ausnützen lässt, denn es ist ja die Familie, zu der man eigentlich bedingungslos stehen sollte. Das Gewissen macht sich bemerkbar, wenn man nicht gelernt hat, auch einmal Nein zu sagen, denn wenn man Nein sagt, kann man Gefahr laufen, dass einem Liebe entzogen oder man Vorwürfen und Anfeindungen ausgesetzt wird.

Oft werden Leistungen oder Verdienste von der Familie nicht oder ungenügend anerkannt; vieles, was man leistet, wird als selbstverständlich angesehen.

Wärme und die Zuneigung fehlen, obwohl man sie eigentlich von der Familie erwarten können sollte.

Wie heißt es so treffend: *»Der Prophet im eigenen Land ...!«*

Wenn einem die Familie wichtig ist, muss klar und unmissverständlich gesagt werden, was man will und was man erwartet, wenn das jedoch keinen Erfolg hat, und es immer wieder zu Problemen und Ärgernissen führt, gibt es die Möglichkeit, eine Familienberatungsstelle aufzusuchen.

Ein jahrelanges Verharren in einer Familienstruktur, die freudlos, bedrückend und belastend ist, kann nicht zu einem erfüllten, zufriedenen und gesunden Leben beitragen.

Partnerschaft

Liebevolle, verständnisvolle Partnerschaft kann nur entstehen, wenn die Partner ihren Wünschen und Bedürfnissen folgen, eine Beziehungskultur pflegen im Austausch und der Gemeinsamkeit.

Wer in der Partnerschaft schweigt, sorgt für Verunsicherung, denn der Partner wird im Unklaren gelassen, er weiß ja nicht, was hinter dem Schweigen steckt, er kann daher auch nicht auf Wünsche und Bedürfnisse reagieren; wie soll er erfahren, was in Ihnen vorgeht, er weiß nichts über Ihre Gefühle und Befindlichkeiten.

Je früher man in der Partnerschaft alle zwischenmenschlichen Wünsche und Bedürfnisse ausspricht, desto leichter fällt es einem im Alter.

Wenn man jedoch erst im Alter damit anfängt, kann das beim Partner zu negativen Reaktionen und Verstimmung führen, denn er hat ja nicht gelernt, auf Sie Rücksicht zu nehmen und Ihre Wünsche und Bedürfnisse zu respektieren.

Vor allem ältere Frauen scheuen sich oft, ihre Wünsche, Bedürfnisse und Probleme auszusprechen, wenn sie in der Kindheit durch Erziehung erfahren haben, dass Offenheit Ärger und Probleme nach sich ziehen können.

Sie wollen immer nett sein und keinem wehtun, sie schonen andere, aber nicht sich selbst.

Wer bei Problemen gemeinsam nach Lösungen sucht, wird auch Lösungen finden.

Zwischenmenschliche Beziehungen

Zwischenmenschliche Beziehungen werden im Alter oft noch wichtiger, aber auch schwieriger. Wir Menschen sind von Natur aus keine Einzelgänger.

Warum zwischenmenschliche Beziehungen im Alter immer schwieriger werden, ist noch nicht erforscht. Vielleicht, weil man im Laufe seines Lebens so manche schlechte Erfahrungen gemacht hat, auch immer wieder enttäuscht wurde oder weil man durch Kontaktmangel das Kommunizieren verlernt hat und oder weil man mit der Meinung anderer Menschen nicht mehr so gut zurechtkommt. Weil in unserer Gesellschaft das Wissen und die Fähigkeiten der älteren Menschen nicht mehr ausreichend geschätzt werden.

Allerdings muss man sich auch selbst um gute zwischenmenschliche Beziehungen bemühen.

Wer dazu bereit ist, trifft doch immer wieder auf Menschen, die nicht überfordern, keine überhöhten Ansprüche stellen, die einen belasten.

Wer zwischenmenschlich, mitfühlend, verständnisvoll und hilfsbereit ist, fühlt sich besser, wird nicht so leicht krank, die Abwehrkräfte sind aktiver.

Schweigsamkeit und Zurückgezogenheit machen mürrisch, eigenbrötlerisch und sozial einsam.

Wer Mitgefühl zeigen kann, kann sich leichter in andere hineinversetzen, dem mangelt es auch nicht an zwischenmenschlichen Beziehungen.

Man hat weniger zwischenmenschliche Probleme, wenn man die Meinung, das Tun und Handeln des anderen respektiert; man muss deshalb seine eigene Meinung nicht ändern, wenn dafür keine Notwendigkeit besteht.

Andere Sichtweisen, andere Verhaltensweisen können einen zum Nachdenken anregen, die eigene Sichtweise zu hinterfragen, um gegebenenfalls Veränderungen zuzulassen.

Wer mit seinen Mitmenschen kommunizieren kann, ist aufgeschlossener, flexibler, eigenständiger und auch selbstbewusster.

»Edle Taten, hohe Werte sind ein Nichts, wenn sie nicht auf Geist, Größe und verständige Menschen treffen.«

Die eigene Haltung und Einstellung zu hinterfragen ist für ein fruchtbares Miteinander eine Grundvoraussetzung.

Es gibt viele verschiedene Möglichkeiten, zu sehen und zu handeln.

Zuerst sollte man mit sich ins Reine kommen, sich selbst anerkennen, zu sich und seinen Fehlern und Schwächen stehen, achtsam mit sich sein, dann kann man auch achtsam und vorurteilsfrei mit anderen Menschen kommunizieren.

Tadeln und beschimpfen Sie sich nicht selbst, wenn Sie einen Fehler gemacht haben, das besorgen oft genug andere.

Wenn Sie daraus lernen und sich bemühen, es das nächste Mal besser zu machen, können Sie Ihre Schwächen und Fehler überwinden.

Das alles ist leichter gesagt als getan, denn jeder trägt an seiner Last, der Eine mehr, der Andere weniger.

Liebe

*L*iebe deinen Nächsten wie dich selbst«, große Worte mit großer Wirkung!

Liebe ist eine menschliche Kraft, sie stärkt das Vertrauen, die Hoffnung, das Gute und schafft Frieden in und um uns.

Liebe und Frieden sind nicht zu trennen, ohne Liebe gibt es keinen Frieden.

Liebe kann nur gegeben und empfunden werden, wenn man sich selbst lieben kann. Überall ist Liebe. Wer Liebe ausstrahlt, wird auch von anderen Menschen geliebt.

Diese Erfahrung machen meist frisch Verliebte.

Es ist wunderbar, zu lieben und geliebt zu werden.

Liebe ist eine zarte Pflanze, um die man sich laufend bemühen muss, sie wächst nicht von allein, sie kann nur gedeihen, wenn sie durch Herzenswärme, Verständnis und Hingabe unterstützt wird.

Liebe befreit uns von schädlichen Gedanken, Liebe befreit uns von depressiven Stimmungen.

Viele Menschen stecken bis in ihr hohes Alter in den anerzogenen Vorstellungen und Verhaltensmustern, wie zum Beispiel: du bist faul, du bist ein Nichts, du bist nicht gut genug, du bist dumm usw. Diesen Teufelskreis zu durchbrechen ist nicht einfach, wenn man in seiner Kindheit keine Liebe, nichts Gutes und nichts Liebenswertes erfahren hat.

Für diese Menschen ist es sehr schwer zu lieben, denn Liebe setzt auch Vertrauen voraus, um sich ganz der Liebe hingeben zu können.

Als Erwachsene übernehmen wir meist leider oft genau diese Vorstellungen und das Verhalten der Eltern, obwohl wir als Kind darunter gelitten haben.

Wer als Kind keine Liebe und Zärtlichkeit erfahren hat, füllt meist die Lücken mit etwas anderem wie Angst, Neid, Verzweiflung, Hass, Brutalität oder auch Besessenheit.

Durch das Erlernen von Eigenliebe und Vergebung können wir die Fähigkeit zu lieben zurückgewinnen, um auch Liebe empfangen zu können.

Freunde

Freunde sind für manche Menschen sehr wichtig, weil sie meinen, wer viele Freunde hat, ist beliebt, oder weil er sich durch viele Freunde bestätigt fühlt.

Ich glaube allerdings nicht, dass man in der Lage ist, sich vielen Menschen so zu nähern und zu öffnen, dass daraus wirkliche Freundschaft entstehen kann.

Ich denke hingegen, wer zu viele *Quasi*-Freundschaften pflegt, verzettelt sich, verliert seine Standfestigkeit und seine Treue zu sich selbst.

Wer zu viel auf Freunde setzt, kann bitter enttäuscht werden. Eine Freundschaft kann nur so gut sein, wie Sie bereit sind, in die Freundschaft zu investieren.

Lassen Sie einmal die Zeit Revue passieren und rufen Sie sich ins Gedächtnis, welche Freundschaften Ihnen wirklich gutgetan haben und an welche Freunde Sie sich positiv zurückerinnern, um daraus Schlüsse ziehen zu können für neue kommende Freundschaften.

>*Wahre Freunde erkennt man (meist nur) in der Not!«*

Verschlossenheit ist genauso bedenklich, wie wenn man sich zu schnell und zu unüberlegt allen möglichen Menschen öffnet. Offenheit kann auch leicht missbraucht werden.

Unsere Jugend hat damit ein zweigeteiltes Verhältnis. Auf der einen Seite verlangen sie mehr Datenschutz, auf der anderen Seite werden Informationen und Bilder ins Netz gestellt, die eigentlich, wenn überhaupt, nur der Familie zugänglich sein sollten.

Vielleicht liegt es an dem Verlust der kognitiven Fähigkeiten, dass hauptsächlich junge Menschen vermeintlich anonym im Netz unterwegs sind, da ihnen wahre Freunde fehlen.

Schenken

Man kann Liebe schenken, ein tröstliches Wort, eine tröstende Umarmung, eine Aufmerksamkeit, ein Lächeln, Vertrauen und Hoffnung.

Wer von Herzen gibt, wird meist mit Freude und Wärme belohnt.

Enttäuscht wird man, indem man insgeheim Dank erwartet.

Nicht immer trifft man auf Menschen, die das Gegebene, auch wenn es von Herzen kommt, dankbar annehmen und sich dankbar zeigen.

In unserer heutigen Zeit ist so vieles selbstverständlich geworden und die Erwartungen sind meist sehr hoch.

Oft sind es *die* Menschen, die hohe Erwartungen haben, ohne selbst die an sie gerichteten Erwartungen zu erfüllen.

Schenken Sie um des Schenkens willen, dann können Sie auch nicht enttäuscht werden, wenn sich der Beschenkte nicht dankbar zeigt.

Schenken ist leider zum Konsum verkommen!

Manchmal wird aus schlechtem Gewissen heraus geschenkt.

Vor allem Kinderzimmer bersten vor lauter Geschenken, dadurch geht der eigentliche Sinn des Schenkens verloren.

Gerade Großeltern sind oft in Verlegenheit, was das Schenken angeht; auch hier ist weniger mehr.
   Mit Geschenken erhält man sich zwar die Freundschaft: Doch eine Überhäufung führt nicht zum gewünschten Ergebnis.

Finanzen

Viele ältere Menschen haben finanzielle Probleme, einmal, weil sie eine kleine Rente haben, weil sie vielleicht ihre Kinder oder Enkel unterstützen oder weil sie schlicht mit Geld nicht umgehen können.

Kleine Renten sind manchmal das Resultat von Berufen, die schlecht bezahlt werden und wurden, oder weil man seine Kinder großgezogen hat.

Ich weiß, wovon ich spreche, denn in den Berufen, bei denen es um Gesundheit, Erziehung, Pflege und Betreuung geht, ist in aller Regel die Bezahlung gering, diese Berufe haben leider in unserer Gesellschaft keinen hohen Stellenwert; das physische und psychische Wohlbefinden liegt nicht im allerersten Fokus der Menschen.

Weil sich erst mal an der Situation nicht viel ändert, muss man mit dem Geld zurechtkommen, das einem zur Verfügung steht.

Machen Sie sich immer einen Einkaufszettel und halten Sie sich daran, lassen Sie sich nicht von den vermeintlich günstigen Angeboten locken, den meistens sind die Zusatzeinkäufe nicht zwingend notwendig, belasten nur den Geldbeutel oder durch zusätzlichen Verzehr das Gewicht und das Wohlbefinden.

Kaufen Sie nichts, was in der Wohnung nur im Wege steht und keine wirkliche Bereicherung bedeutet.

Wer die Möglichkeit hat, Gemüse, Beeren selbst zu züchten, hat den Vorteil, dass zumindest im Sommer alles frisch und biologisch auf den Tisch kommt und einen finanziell entlastet.

Wer auf dem Land wohnt, kann Kontakt zu den Landwirten aufnehmen, dort gibt es Gemüse und Obst oft günstiger und frischer zu kaufen.

Scheuen Sie sich nicht, sich in Secondhand-Läden einzukleiden, denn so manches, was dort angeboten wird, ist sogar neuwertig oder fast neu.

Wer sich gesund und fit erhält, kann auch im Alter noch stundenweise einer bezahlten Arbeit nachgehen. Ich finde es sowieso schade, wenn das Wissen und die Fähigkeiten, die die Menschen im Laufe ihres Lebens erworben haben, mit dem Renteneintritt verloren gehen.

Bauchhirn

Entdecken Sie wieder Ihr Bauchhirn, Ihre Intuition!

Kinder entscheiden noch selbstverständlich aus dem Bauch heraus; Erwachsene hingegen sind zu Kopfmenschen geworden.

So manche Topmanager trainieren inzwischen in Seminaren, das Bauchhirn zu verstehen und zu nutzen.

Oft sagt einem bei Entscheidungen das Gefühl etwas anderes, allerdings traut man dem Gefühl meist nicht und hält sich daher lieber an die Kopfentscheidung.

Im Bauch befindet sich ein Zentrum, das erstaunliche Fähigkeiten besitzt, die es zu nutzen gilt.

Gedanken, Gefühle und Wahrnehmungen hängen von der Energie dieses Zentrums ab; deshalb können Menschen, die kraftlos sind, keine oder nur schwer Entscheidungen treffen.

Wissenschaftler haben herausgefunden, dass unterhalb des Bauchnabels sich fünfmal so viele Nervenzellen befinden wie im Rückenmark; die Zellen sind die gleichen wie im Kopf.

Kopf und Bauchhirn arbeiten eng zusammen.

Wir alle wissen, dass so manche negative Erfahrungen Bauchschmerzen, Durchfall oder Verstopfung verursachen.

Im Bauch leben 100 Milliarden Bakterien, deren Aktivität auf Persönlichkeit und Entscheidungen des Menschen Auswirkungen haben.

Nutzen wir also das Bauchhirn in Verbindung mit unserem Kopfhirn.

Im Bauchhirn sind Wissen und Erfahrungen gespeichert, die uns nur zur Verfügung stehen, wenn wir das Bauchhirn mit einbeziehen.

Wer seinen Bauch zu sehr mit zu vieler und ungesunder Nahrung, Alkohol und Suchtstoffen belastet, macht das Bauchhirn schwerfällig und träge.

Angst

Angst kann rational oder auch irrational sein.

Angst schwächt, Angst lähmt den Körper und den Geist. Angst sitzt im Nacken. Bei Angstzuständen schafft man oft nicht mehr, sich auf die wichtigen Dinge zu konzentrieren, wird fahrig, unkonzentriert, und die einfachsten Dinge des Alltag sind schwer zu bewältigen.

Angst ist zwar eine wichtige Empfindung, denn ohne Angst würden wir uns überfordern, uns zu viel zumuten und zu große Risiken eingehen.

Angst vor Verlust, Angst vor Erkrankungen, Angst vor Naturereignissen, Versagensangst, Existenzangst oder sonstige Ängste, auch Ängste in Form von Phobien lassen sich mit dem Buch »Klopf dich frei« bewältigen.

Was wir in negativen wie in positiven Zuständen empfinden, wirkt auf unseren gesamten Körper.

Angstzustände können das Herz belasten und dadurch die Herzleistung verändern, und durch die Veränderung wird auch die Blutzufuhr (Sauerstoffversorgung) bis in jede einzelne Zelle hinein verändert, was zu Störungen im gesamten Organismus führen kann.

Jeder hat sein Schicksal: Jeder verarbeitet sein Schicksal anders, manche werden ängstlich, andere werden unglücklich, depressiv usw.

Grundsätzlich hat es jeder selbst in der Hand, wie er damit umgeht. Manche Menschen brauchen Hilfe, manche Menschen lassen sich aber auch nicht helfen.

Je mehr man sich jedoch aus Angst verkrampft und verspannt, desto mehr umklammert einen die Angst. Angst kann man nicht einfach wegoperieren, auch nicht durch Medikamente, Alkohol oder Drogen loswerden.

Viele Menschen versuchen ihre Angst zu unterdrücken, sie kommt jedoch auf irgendeine Weise immer wieder zum Vorschein.

Gestehen Sie sich Ihre Angst ein, vergeben Sie den Angst machenden Situationen. Bauen Sie die Fassade ab, die Sie vermutlich vor Ängsten schützen soll!

Wie oben erwähnt, können Sie mit dem Buch *»Klopf dich frei«* oder durch Hypnose angstfrei werden.

Ärger

So mancher ärgert sich Tag für Tag über Dinge, die nicht zu ändern sind.

Wer sich viel ärgert, verbraucht viel Energie, schadet seiner Gesundheit und seinem Lebensglück.

Warum ärgert man sich?

Weil andere nicht so sind, wie man sie haben will, weil andere nicht das tun, was man von ihnen erwartet, weil andere mehr haben als man selbst, weil andere gesünder sind, weil andere jünger sind, weil andere erfolgreicher sind, weil andere klüger sind, weil andere hübscher sind und so weiter.

Ärger verspannt und verkrampft den Körper. Der Ausdruck: *»Er hat sich grün und blau geärgert«*, oder *»er ärgert sich bis zur Weißglut«*, das sind alles Aussagen, die verdeutlichen, dass Ärger nicht gesund sein kann und auch nicht dazu geeignet ist, glücklich zu sein.

Wer durch Ärger grün und blau oder weiß wird, der kann nicht mehr klar denken, denn das Gehirn wird durch die Verspannung und Verkrampfung nicht mehr ausreichend durchblutet.

Egal über was und über wen und worüber man sich ärgert, Ärger schadet nur einem selbst und nicht

dem-, der- oder denjenigen, über die man sich ärgert.

Bevor ein Ärgernis einen im Griff hat, ist es besser,
zuerst ein paar Mal tief durchzuatmen, das hilft den
Ärger besänftigen oder zumindest zu lindern.

Sie können auch das Thymusklopfen praktizieren.
Das schon mehrfach erwähnte Buch »*Klopf dich frei*«
hält eine wirklich gute Methode bereit, auch um Ärger abzubauen.

Sprechen Sie mit der Person, über die Sie sich geärgert haben, jedoch erst nach Beruhigung, damit
Sie klare und konstruktive Argumente anbringen
können, was Sie stört und ärgert; nur so ist mit dem
Gegenüber ein vernünftiger Konsens möglich, um
weiteren Ärger zu vermeiden.

Ärgern Sie sich nicht über sich selbst, denn dieser
Ärger trifft sie doppelt. Durch selbst ärgern wird alles
meist noch schlimmer, überdenken Sie die Situation
und ziehen Sie Ihre Schlüsse daraus, statt sich zu ärgern.

Dankbarkeit

Dankbarkeit führt zu guter Laune, Zufriedenheit und Ausgeglichenheit.

Sie werden noch nie einen dankbaren missmutigen Menschen erlebt haben.

Dankbarkeit sollte nicht vernachlässigt werden, denn nicht alles ist selbstverständlich.

Leider erlebt man immer wieder, dass viele Menschen egoistisch und selbstgefällig sind, sie sind für nichts mehr dankbar, für sie ist alles selbstverständlich, ihre Gesundheit, das, was sie besitzen, dass sie Arbeit haben, Geld verdienen können, die Lebensmittel, die ihnen täglich zur Verfügung stehen, ihr schönes warmes Zuhause, dass sie in einem gemütlich warmen Bett schlafen können, sich so manche Urlaubsreise leisten können oder manchmal sogar monatlich ohne eigenes Zutun Geld auf ihr Konto überwiesen bekommen.

Diejenigen, die mit nichts wirklich zufrieden sind, dürfen sich auch nicht wundern, dass andere mehr haben als sie selbst, denn mit ihrer Haltung signalisieren sie, dass sie es gar nicht wert sind, mehr zu haben.

Wer dankbar ist, ist weder neidisch noch missgünstig, fordert weniger und schon gar nicht das, was er selbst nicht leisten kann.

Neid und Missgunst haben im Leben von dankbaren Menschen keinen Platz, sie sind hilfsbereit und zuvorkommend.

Entscheidungen

Warum fällt es manchen Menschen so schwer, Entscheidungen zu treffen?

Unser Gehirn liebt Kontinuität und Routine.

Oft sind es nur die kleinen Dinge, die einem die Entscheidung schwer machen, man überlegt, was ist das Beste, das Schönste, das Günstigste oder was bringt mir den meisten Erfolg, womit tu ich mir am meisten Gutes, was verspricht den größten Spaß, den größten Nutzen.

Jede Entscheidung erfordert einen gewissen Mut, denn egal, wie man sich entscheidet, die Entscheidung kann falsch oder richtig sein.

Je erfahrener und selbstständiger und weltoffener man ist, desto leichter kann man sich entscheiden.

Wer sich öfter für etwas Neues entscheidet, fördert seine Gehirn-Aktivität und wird aktiver, entscheidungsfreudiger und lebensbejahender.

Wer allerdings durch Fehlentscheidungen schon viel Negatives erfahren hat, wird sich nicht mehr so leicht entscheiden können, hier kann es hilfreich sein, sich mit anderen zu besprechen, die in dem entsprechenden Entscheidungsbereich gewisse Erfahrung haben.

Entscheidungen im Allgemeinen können nur funktionieren, wenn man mit der Entscheidung nicht im Konflikt zu anderen Menschen steht, die die Entscheidung mittragen müssen oder die durch die Entscheidung benachteiligt oder belastet werden; wenn das bei der Entscheidung nicht berücksichtigt wird, wird jede Entscheidung früher oder später zum Problem.

Um eine Entscheidung treffen zu können, bei der andere Menschen mit involviert sind, kann die Entscheidung nur gelingen, wenn man diese Menschen mit in den Entscheidungsprozess einbezieht.

Müssen Entscheidungen getroffen werden, die andere Menschen verletzen könnten, oder gegen deren Interessen getroffen werden müssen, erfordert das ein hohes Maß an Fingerspitzengefühl.

Manche Menschen weigern sich ihr Leben lang, wichtige Entscheidungen zu treffen, weil sie sich immer die Frage stellen, was geschieht, wenn ich die Konsequenzen nicht aushalten und tragen kann oder ihnen nicht gerecht werden kann.

Wichtige Entscheidungen sollten nicht aus einer Emotion heraus getroffen werden, denn emotionale Entscheidungen bergen das Risiko, dass man sie bereut, wenn die Emotionen abgeklungen sind.
Wenn man sich für etwas entschieden hat, ist es wichtig, seine Entscheidung zu akzeptieren, auch

wenn es sich herausgestellt hat, dass die Entscheidung falsch war, denn Selbstvorwürfe helfen nicht weiter und schon gar nicht, um die Entscheidung rückgängig machen zu können.

Veränderungen

Veränderungen gehören zum Leben, alles ist in Bewegung, nichts ist statisch, nichts bleibt, wie es ist, nichts lässt sich auf Dauer festhalten, alles ist Veränderungen unterworfen, alles vergeht und im Vergehen ist bereits der Grundstein für das Neue vorhanden.

Besonders den älteren Menschen fällt es oft schwer, wie jungen Menschen, Veränderungen zuzulassen und zu akzeptieren.

Keine Scheu vor Veränderungen, Veränderungen können zwar Angst und unsicher machen, wer sich jedoch auf Veränderungen einlässt, kann sein Leben zu seinem Vorteil gestalten.

Der Mensch ist allerdings ein Gewohnheitsstier, er richtet sich ein, bevorzugt Verlässlichkeit und Sicherheit, jedoch zu viel Scheu vor Veränderungen hemmt und blockiert in allen Lebenslagen.

Viele Menschen sind heutzutage durch die immer rascheren Veränderungen im Arbeitsalltag gezwungen, sich laufend auf Veränderungen einstellen zu müssen.

Auch vieles um uns herum verändert sich laufend, wer sich nicht auf Veränderungen einstellen kann, tut sich im Leben schwer und kann nicht Schritt halten.

Manche Veränderungen sind sehr tiefgreifend, wenn man zum Beispiel den Partner verliert, durch gesundheitliche, körperliche Einschränkungen ein Umzug notwendig wird, neue Nachbarn einziehen usw.

Veränderungen kann man leichter bewältigen, wenn man bis ins hohe Alter seine Selbstständigkeit bewahrt und man nicht alles für unveränderlich betrachtet.

Wer sich auf den Rhythmus der Zeit einlässt und sich im Rhythmus seiner Möglichkeiten sein Umfeld gestaltet, wird die Schwierigkeiten, die eine Veränderung mit sich bringt, leichter überwinden.

Es gibt Veränderungen, die sind vorhersehbar, so dass man die Zeit nutzen kann, rechtzeitig die richtigen Weichen zu stellen, um einschneidende Veränderungen abzumildern.

Alles verläuft rhythmisch in Wellen, alles bewegt sich, Wasser, Wind, Licht usw. Das Leben kann deshalb auch nicht statisch sein, alles hat seine Zeit, kein Lebensabschnitt ist wie der vorhergegangene, wir müssen uns daher laufend auf neue Situationen einstellen, neue Möglichkeiten austesten.

Manchmal wünscht man sich auch Veränderungen von seinen Mitmenschen, wenn man jedoch darauf wartet, wartet man in der Regel vergebens.

Wer Veränderungen gezielt herbeiführt, sollte sich jedoch nicht darüber ärgern, wenn die Veränderungen nicht sofort Früchte tragen wie gedacht, Veränderungen bewähren sich oft erst nach einiger Zeit.

Man kann sich auch selbst immer wieder verändern, auch Gedanken, Handlungen und Überzeugungen aus der Vergangenheit können geändert werden, wenn dafür eine Notwendigkeit besteht.

Jeder neue Tag kann ein Anfang sein, um mit Veränderungen zu beginnen.

Sinn des Lebens

Was ist für uns Menschen der Sinn des Lebens?

Die Menschheit macht sich darüber schon lange Gedanken und wird sich noch weiterhin darüber Gedanken machen.

Wo der tiefere Sinn des Lebens fehlt, dort fehlt auch Lebensordnung, fehlen Antrieb, Freude, Glücksempfinden, Harmonie und natürlich auch oft die Gesundheit.

Es heißt daher auch: » *Frage nicht nach dem Sinn des Daseins, sondern frage dich, wie das Dasein durch dich selbst Sinn erhalten kann.*«

Die Vorstellungen vom Sinn des Lebens sind abhängig von der Herkunft, Religion der Umwelt und den Menschen, die uns umgeben, sowie den Einstellungen zum Leben im Allgemeinen.

Im Laufe des Lebens ändert sich oft die Einstellung zum Leben und zum Sinn des Lebens, das ist zum großen Teil abhängig von den Lebensumständen und den Erfahrungen.

Steht man nicht mehr im Berufsleben und die Kindererziehung ist abgeschlossen, dann muss man sich erst wieder neu orientieren, viele Pflichten und manche Belastungen fallen weg. Es stellt sich dann die Frage, wie will ich meinen Lebensabend verbringen, wie kann ich mein Leben sinnvoll gestalten.

Nach einer schweren Krankheit, dem Verlust eines geliebten Menschen usw. wird die Frage nach dem Sinn des Lebens meist aktuell.

Wer Enkelkinder hat, hat die Möglichkeit, sich hier förderlich einzubringen; auch eine ehrenamtliche Tätigkeit, soziales Engagement können dem Leben wieder einen Sinn geben.

Wir sind alle nicht nur auf der Welt, um zu konsumieren und uns zu bereichern, wir sind auch auf der Welt, um die Welt für uns und unsere Nachkommen etwas besser zu machen.

Lebensfreude

Lebensbejahung, Freude am Leben ist eine gute Voraussetzung für ein langes, zufriedenes, glückliches, erfolgreiches Leben!

Eine positive Grundeinstellung zu allen Lebenslagen fördert das Wohlbefinden, vertreibt Angst und Sorgen und hilft auf diese Weise dem Körper, der Seele und dem Geist gesund zu bleiben.

Ein fröhlicher, glücklicher Mensch wird nie depressiv werden; im Leben muss auch nicht immer alles problemlos verlaufen, Herausforderungen gehören zum Leben dazu.

Es gibt immer ein Auf und ein Ab, auch in der Natur sowie in allen Bereichen.

Im Volksmund heißt es so treffend: *»Wenn eine Türe zugeht, öffnet sich eine andere.«*

Ein Leben in ausschließlicher Glückseligkeit gibt es nicht, es wäre auch sicherlich sehr unbefriedigend und langweilig.

Herausforderungen beflügeln, wenn wir sie mit Freude und positiver Aktivität annehmen. Glücksbotenstoffe werden durch eine freudige Stimmung freigesetzt. Lachen regt das Immunsystem an, Abwehrzellen werden stimuliert, eine Voraussetzung für ein Leben in Freude, Glück und Zufriedenheit.

Durch Lebensfreude und Lebensbejahung können wir auch unsere Mitmenschen positiv beeinflussen und somit das Miteinander friedvoller und freundlicher gestalten.

Lebensfreude verschafft Zuneigung. Hilfsbereitschaft. Gerade älteren Menschen erscheint vieles schlecht, oft, weil sie es nicht verstehen, keinen Zugang zu den Dingen haben, es macht sie verdrießlich, es nimmt ihnen die Freude am Leben, sie vereinsamen und verarmen dadurch geistig.

Betrachten Sie Ihre Umgebung und die Sie umgebenden Menschen mit Wohlwollen, seien Sie hellwach und neugierig, dann wird Ihnen die Lebensfreude nicht so schnell abhandenkommen.

Glück

Glück kommt nicht so einfach daherspaziert, Glück kommt eher auf leisen Sohlen.

Glück kommt nicht von außen, Glück entsteht in unserem Kopf, es ist unsere Fähigkeit, Glück zu empfinden.

Jeder kann glücklich werden, wir können unser Gehirn darauf trainieren.

Wie heißt es so zutreffend: *»Jeder ist seines Glückes Schmied!«*

Jeder gestaltet sein Glück oder Unglück im Grunde selbst. Das Leben verläuft nicht immer im Glück; es kann auch nicht immer Glück geben, muss es auch nicht!

Vor allem die Jugend spricht laufend von Spaß und Fun und das möglichst rund um die Uhr.
Um glücklich zu sein, braucht es keine Aktionen wie höher, schneller, weiter.

Glück liegt oft in den kleinen Dingen, leider erkennen viele ihr Glück nicht, selbst wenn es vor ihnen steht.

Die Voraussetzung, um Glück zu erkennen, ist auch, die eigenen Stärken und Schwächen wahrnehmen zu können und sie sich auch einzugestehen.

Wer laufend falschen Erwartungen hinterherläuft, wird nie wirklich glücklich werden können. Leider übersteigen heutzutage die Erwartungen vieler Menschen oft ihre Möglichkeiten.

Es gibt im Leben immer mal wieder Phasen, die herausfordern und schwierig sind; wichtig ist, das zu akzeptieren und sich bewusst zu machen, dass man sich im Grunde nur selbst aus so einer Phase befreien kann, und auch zu verstehen, warum etwas schiefgelaufen ist, um es dann das nächste Mal besser machen zu können.

Wer auf ein Wunder wartet, wartet vergebens.

Erwarten Sie auch nicht zu viel von anderen Menschen, auch nicht von Ihren Kindern; die haben ihr eigenes Leben, das sie meistern und bewältigen müssen.

Glück kann ein Spaziergang bei schönem Wetter sein, *Glück* kann ein gelungenes Essen sein, auch gute Musik kann glücklich machen, ein freundliches Wort, ein heiteres Lachen oder ein gut gemeinter Rat, ein nettes Gespräch, eine freundliche Hilfestellung, für andere Menschen da zu sein oder anderen Freude bereiten, kann sehr glücklich machen.

Grundsätzlich gilt im Umgang mit Ihren Lieben: Seien Sie wachsam und dankbar, sehen Sie nicht alles als selbstverständlich an.

Ich kannte eine sehr nette alte Dame, die meinte, als ich sie einmal fragte, *warum manche ältere Menschen so verbissen und verbiestert sind*: »*Die waren schon immer so, im Alter kommen ihre negativen Züge nur stärker zum Tragen!*«

Sicher spielen auch Schmerzen, Verlust, Vereinsamung sowie schlechte Erfahrungen eine Rolle, doch wenn wir uns zu sehr dem Negativen hingeben, verbringen wir unser Leben in einem Zustand, der eigentlich nicht lebenswert ist.

Ohne positive Gedanken gibt es kein Glück, wer immer negativ denkt, negativ handelt, wird nie wirklich Glück erleben können.

Gestatten Sie sich, jeden Augenblick des Tages zu genießen, denn jeder Augenblick ist ein Teil Ihres Lebens.

Unsere Emotionen entscheiden darüber, ob wir Glück empfinden können.

Glück ist kein Zustand, Glück ist flüchtig, jeder, der den Fokus auf das Schöne und das Gute im Leben legt, kann glücklich leben, das Negative, wie: Angst, Hass, Unzufriedenheit, Neid, Missgunst, Habgier, tritt in den Hintergrund und lässt daher Raum für Glück empfinden.

Albert Schweizer hat einmal gesagt: *Die einzigen wirklich glücklichen Menschen, die er jemals getroffen hat, seien diejenigen gewesen, die im Dienste einer Sache aufgegangen sind.*

Gedanken

Zitat: *»Gedanken sind frei, kein Mensch kann sie wissen, kein Jäger ersch(l)ießen ...«*

Gedanken sind nicht immer frei und bleiben auch nicht immer unerkannt und unentdeckt. Unsere Gedanken bewirken vieles, ob im Guten oder im Schlechten. Ein gedachter Gedanke, ob gut oder schlecht, kann auch erst nach Jahren Wirkung zeigen.

Nichts auf der Welt geht verloren, kein Wassertropfen, kein Blatt vom Baum, sie können zwar einen anderen Zustand annehmen. Warum sollen dann ausgerechnet Gedanken wirkungslos bleiben?

Bisher ist das leider noch nicht wissenschaftlich erforscht.

Unsere Gedanken bestimmen in vielerlei Hinsicht unsere Gesundheit und unser Handeln.

Wenn die gesamte Menschheit verstehen würde, dass sie mit positiven Gedanken das Leben zum Positiven verändern können, wäre den Menschen in vieler Hinsicht geholfen.

Jeder Gedanke, den wir denken, gestaltet unsere Zukunft.

Jeder leidet mehr oder weniger an Selbsthass und Schuld, deshalb lauten die Gedanken oft: *»Ich bin nicht gut genug, hübsch genug, schlank genug«* usw.

Das sind zwar nur Gedanken, doch negative Gedanken wie Kritik, Schuld schaden uns mehr, als wir uns das vorzustellen vermögen.

Das, was Sie über sich und das Leben denken, wird Wirklichkeit, also kann man schlussfolgern, dass es besser ist, nur das Beste über sich und das Leben zu denken.

Hegen wir jedoch Hass und Schuldgedanken, überträgt sich das auch auf Menschen in unserem Umfeld.

Unser negatives Karma verhindert, dass wir nicht wirklich geliebt werden, und wir wissen nicht einmal warum.

Selbstanerkennung ist der erste Schritt für positive Gedanken, positive Beziehungen und ein positives Leben.

Auch so manchen Krankheiten liegen oft negative Gedanken zu Grunde, wie soll sich auch aus negativem Gedankengut etwas Positives entwickeln, das ist schlichtweg nicht möglich.

»Was man sät, wird man ernten«, heißt es!

Das Leben hält für uns das bereit, was wir geben, gegeben haben und noch bereit sind zu geben.

Es scheint, als ob Gedanken von selbst entstehen, es scheint, als ob wir uns Gedanken nicht selbst aussuchen, aber der Auslöser von Gedanken sind wir, also sind wir auch in der Lage, Gedankenmuster zu ändern, und zwar zum Positiven.

Oft habe ich den Satz gehört: »*Ich nehme mich dabei nicht aus – ich hätte dies oder das anders und besser in meinem Leben machen müssen, ich hätte aus meinem Leben viel mehr machen können, wenn dies oder das anders verlaufen wäre –.*«

Alle diese Vorwürfe nützen uns heute überhaupt nichts mehr, denn wir haben vielleicht in der damaligen Zeit nicht anders handeln können oder auch nicht anders handeln wollen oder die Voraussetzungen waren ungünstig oder einfach nicht vorhanden.

Die Selbstvorwürfe verschlechtern nur unser jetziges Lebensglück und blockieren uns, so wie man zu der damaligen Zeit blockiert war.

Wir können uns jederzeit von negativen Gedanken lösen und uns damit entlasten, wir werden dadurch liebenswerter, freier, zufriedener und glücklicher.

Zufriedenheit, Zuversicht

Zufriedenheit ist eine Grundvoraussetzung für ein glückliches, gesundes Leben.

Wer nicht zuversichtlich ist, wird unzufrieden, unglücklich, einsam, und auf lange Sicht kann mangelnde Zuversicht und Unzufriedenheit krank depressiv und lebensmüde machen.

Zuversicht an jedem Tag schafft Erleichterung in allen Lebenslagen.

Durch Zuversicht schafft man sich ein positives Lebensgefühl, das wirkt sich auch auf die uns umgebenden Menschen positiv aus.

Wer kleine Kinder um sich hat, wird feststellen, dass die noch zuversichtlicher sind. Wenn kleine Kinder sprechen und laufen lernen, scheuen sie keine Mühe und sind voller Zuversicht, beginnen immer wieder von vorne, bis sie alles perfekt beherrschen.

Auch die Natur macht uns Zuversicht vor; wenn zum Beispiel nach einem langen kalten Winter die Straßenränder voller Dreck, Salz und Schlamm sind, kann man es kaum glauben, dass dort jemals wieder etwas wächst; aber nach den ersten warmen Sonnentagen sprießt bereits schon wieder das erste Grün.

Albert Einstein hat einmal gesagt: *»Wenn das alte Jahr erfolgreich war, dann freue dich aufs neue Jahr.«*

Auf kalt folgt warm, auf dunkel folgt hell, auf Regen folgt Sonne usw.

Vielen Menschen fällt es schwer, zuversichtlich in die Zukunft zu schauen, die Zukunft macht ihnen Angst, es fehlt an Selbstwert und Mut.

Wie schon des Öfteren erwähnt, sind Selbstwert und Eigenliebe wichtige Voraussetzungen für ein selbstbestimmtes, zufriedenes Leben.

Wer zuversichtlich in die Zukunft schaut, wird feststellen, dass Dinge, die Angst und unsicher machen, leichter zu bewältigen sind.

Mond

Der Einfluss des Mondes auf unser Wohlbefinden.

Natürlich gibt es noch viele Menschen, die daran zweifeln, dass der Mond überhaupt einen Einfluss auf uns Menschen hat.

Lange Zeit hat auch die Wissenschaft den Einfluss des Mondes auf uns Menschen nicht wahrhaben wollen.
Man muss nur an Ebbe und Flut denken, die durch den Mond ausgelöst werden.

Auch gewaltige Springfluten, die durch so manche ungünstige Mondkonstellation hervorgerufen werden, sind nicht zu übersehen.

Bei Vollmond können manche Menschen nicht gut schlafen, auch Kopfschmerzen und depressive Stimmung sowie das Schlafwandeln scheint vom Mond beeinflusst zu werden.

In früheren Zeiten wussten die Bauern noch über Mondphasen Bescheid und hielten sich bei ihren Tätigkeiten daran. Holz und Brennholz wurden nur zu bestimmten Mondphasen eingeschlagen. Holz zur richtigen Mondphase eingeschlagen, brennt besser und ist sehr lange haltbar.

So manch ein operierender Arzt hat festgestellt, dass OPs, die in der Zeit des Vollmondes durchgeführt werden, oft mehr Probleme bereiten.

Mancher findet jedoch den Einfluss des Mondes und der Mondphasen auf die Gesundheit und Krankheiten lächerlich. Ich allerdings und mit mir viele andere sind absolut der Meinung, dass der Mond in vielen Bereichen großen Einfluss auf uns Menschen hat.

Bei Vollmond erhöht sich die Geburtenrate. So manche Tätigkeiten gehen bei bestimmten Mondhasen besser von der Hand.

Wir sind ein Teil der Evolution. Mond, Sonne, Wasser, Kälte, Wärme, und kosmische Energie, wirkten auf die evolutionäre Entwicklung und sie wirken heute noch, allerdings in sehr schwachen Impulsen, dass man sie kaum wahrnehmen kann.

Wer mehr über den Einfluss des Mondes auf uns Menschen und unsere Tätigkeiten erfahren möchte, findet in den Mondkalendern Antworten.

Register

A

Akupressur 97, 98
Akupunktur 97, 98, 120
Allergien 41, 119
Altersheim 139
Angst 15, 63, 161, 176, 185, 186, 195, 201, 205, 212
Ärger 57, 79, 169, 187, 188
Atmen 110, 117
autogenes Training 54, 93, 125

B

Bauchhirn 183, 184
Beckenboden 91, 92
Bewegung 9, 14, 15, 34, 58, 59, 60, 63, 65, 67, 73, 87, 88, 89, 98, 133, 136, 150, 162, 195
Brottrunk 29, 30

D

Dankbarkeit 60, 71, 128, 189
Darmgesundheit 31, 33
Demenz 73
Depressionen 71, 72, 77, 119, 163

E

Eiweiß 25
Entgiftung 41
Entscheidungen 165, 183, 184, 191, 192
Erkältung 51, 146
Ernährung 14, 17, 19, 20, 21, 22, 24, 27, 28, 35, 41, 42, 52, 73, 126

F

Familie 167
Finanzen 121, 181
Freunde 177, 178

G

Gedächtnistraining 99
Gedanken 13, 14, 38, 75, 79, 99, 105, 106, 110, 142, 151, 153, 157, 163, 175, 183, 197, 199, 205, 207, 208, 209
Gesundheit 10, 11, 12, 13, 18, 21, 22, 23, 27, 31, 35, 41, 47, 105, 109, 133, 148, 150, 157, 181, 187, 189, 199, 207, 214
Glück 163, 203

H

Haustiere 133
Herzgesundheit 63
Hobby 148, 149, 150
Homöopathie 85
Hygiene 47
Hypnose 56, 103, 186

K

Kopfschmerzen 32, 42, 43, 57, 58, 98, 119, 213
Körperpflege 157
Kosmetik 157

L

Lebensfreude 201, 202
Liebe 11, 110, 167, 175, 179

M

Medikamentencocktail 83
Meditation 54, 60, 63, 71, 109
Mentales Training 105

Mond 213
Musizieren 163

N

Nachbarschaft 135
Notfall 121, 123, 142

P

Partnerschaft 149, 162, 169
Pflegebedürftig 127
Psyche 13, 35, 53, 75, 101, 113, 131

R

Reflexzonenmassage 95
Rückengesundheit 59
Ruhestand 147, 148, 149

S

Sauna 145
Säure-Basen-Gleichgewicht 27
Schenken 179
Schlaf 77
Schlaganfall 35, 65, 66
Schmerzen 53, 54, 55, 60, 77, 95, 98, 103, 163, 205
Selbstständigkeit 88, 148, 165, 196
Sex im Alter 161
Sicherheit 141
Sinn des Lebens 199
Spontanheilung 75
Stress 11, 15, 57, 60, 63, 65, 69, 72, 98, 125, 126, 134, 151, 155, 158

T

Tinnitus 69

U

Übergewicht 35, 36, 38, 63, 65, 67
Urlaub 155

V

Venenprobleme 67
Veränderungen 155, 165, 172, 195, 196, 197
Vitaminmangel 17

W

Waldbaden 113
Wohltuendes an heißen Tagen 159
Wohnung 48, 121, 123, 129, 130, 131, 133, 139, 140, 141, 142, 182

Z

Zeit 151
Zufriedenheit, Zuversicht 211
Zwischenmenschliche Beziehungen 171